NHK出版 病気がわかる本

変わる!
あなたの
てんかん治療

中里信和
東北大学 教授

NHK出版

目次

Part 3 変わる！ てんかんの最新治療 ②見直しのステップ

Part 4 てんかんと、上手に暮らす

Printed in Japan
デザイン：中井辰也（GIRO）
組版：ドルフィン
校正：円水社

※本書の情報は、基本的に2018年10月現在のものです。

はじめに

てんかん治療に〝前向きに〟取り組んでいただくために——「3つのゼロ」を目指して

なぜ、この本を書こうと思ったのか

はじめまして。

私は2010年に、日本で初めてとなる「大学病院てんかん科」をスタートさせました。ちょうどこのころから、日本におけるてんかん治療は急激な変化を見せています。そのスピードには、私自身がめまいを感じるほどです。てんかん治療の新しい情報を素早くキャッチして、日々の治療に生かしていくことは、すべての医師に求められていることだといえるでしょう。

しかし、残念なことに、てんかんの治療に携わるすべての医師が、最新の情報を熟知しているわ

けではありません。この「新しい流れ」を知らないまま、従来のやり方での治療を続けている医師も少なくはない、というのが実情なのです。

ですから、てんかんのある患者さんやその家族が、自分たちで積極的に新しい情報を得て、学んでいくことには、大きなメリットがあるといえるでしょう。そのためにはてんかん治療の「基本」に加えて、広がりつつあるこの「新しい流れ」についても勉強しておくことがとても効果的です。私が本書を書こうと考えたのは、患者さんやその家族の方が、担当医と同じ立場で話し合いができるようになることを願ったからです。

てんかん治療の「新しい流れ」

それでは実際に、この10年ほどで大きく変化したてんかん治療とは、どのようなものなのでしょうか。

第一は、「新薬の登場」です。これまでの抗てんかん薬よりも幅広い効果があり、かつ長期にわたって服用した場合でも副作用が少ない薬が次々と登場しています。

第二は、「長時間ビデオ脳波モニタリング検査の普及」です。これは数日間、脳波測定とビデオ撮影を行う検査で、てんかん発作の瞬間や、発作以外でも気づきにくい小さなサインの発見につながります。現在、この検査が急速に普及してきています。

第三は、「外科治療の普及」です。薬による治療で十分な効果が見られない場合でも、てんかんの原因となっている脳の一部の組織を手術によって切除したり、発作を引き起こす脳の神経回路の一部を遮断したり、脳の一部や特定の脳神経に電極を埋め込んで弱い電流で刺激するなど、効果的な外科治療の方法が開発され、普及しつつあります。

つまり、てんかん治療に携わる私たちには、「10年どころか、2年前にすら戻りたくない」と感じるほどの急激な変化が起きているのです。

てんかん治療に前向きに取り組むための元気と勇気を

本書はてんかん治療の「新しい流れ」を、患者さんやその家族、また患者さんの支援に携わる一般の方に向けて書いたものです。対象としては、主に成人てんかんを扱いますが、本書の最後で、小児科診療から成人科診療に移行する思春期の問題も取り上げます。

これまでも、一般の方々に向けて書かれたてんかんに関する書籍は数多く出版されていますが、てんかん治療の専門家である私でも難しいと感じる本が少なくありませんでした。そして何より残念なのは、てんかんに悩む人が手に取ったときに、元気が出るような本が少ないということです。

そこで本書には、「てんかん治療の最新情報をわかりやすく伝えること」、そして「てんかん治療に対して、前向きに取り組める元気と勇気を持ってもらえること」という、2つの願いを込めました。

本書を読んで、あなたが現在受けている治療に疑問を持つことがあれば、まずは遠慮なく、担当の医師に質問することをお勧めします。必ずしも本書の内容のすべてが、あなたのてんかんの治療に役立つとは限りませんが、本書の内容とあなたの治療の状況を比べてみて、その違いやズレについて担当医がきちんと説明してくれるようなら、安心できます。

本来、医師と患者さんの関係は対等です。患者さんの側でも、担当医にひたすら頼りきるのではなく、一緒に同じ立場で話し合えるように、自ら基本的な知識を身に付けておくことが大切です。この本は、あなたの治療方針を決めるための最初のきっかけ作りとなることを目指しています。あなたが担当医と同じ立場で話し合いができるよう、てんかん治療の基本と、新しい流れを伝えること、これが本書のねらいなのです。

てんかん治療の理想のゴールは「3つのゼロ」

発作が起こるかもしれない不安、薬の副作用への不安、てんかんがあることで生じるさまざまな悩み。この3つをゼロにすること、すなわち「発作ゼロ」「副作用ゼロ」「悩みゼロ」が、理想的なてんかん治療のゴールだと私は考えています。

てんかんのある人にとって、確かに発作はとても重大な問題で、「発作ゼロ」が達成できれば理想的であることは言うまでもありません。しかし、たとえ「発作ゼロ」が達成されていても、薬の副作用でつらい思いをしている人は少なくありませんし、それ以外にも生活上のさまざまな悩みを抱えている人が数多くいる、ということもまた事実なのです。

これまでのてんかん治療では、「発作ゼロ」が優先されてきて、「副作用ゼロ」や「悩みゼロ」については、どちらかと言うと後回しにされてきたように思います。

近年、「発作ゼロ」だけでなく、併せて「副作用ゼロ」を達成しやすい新しい抗てんかん薬が登場してきています。長期的な副作用の心配が少なくて済むということは、てんかん治療の「新しい流れ」のなかでも大切なポイントです。そのような薬についての情報も丁寧に紹介していきます。

そして3つのゼロのなかでも、「悩みゼロ」の視点が最も大切だと私は思っています。たとえ発作がゼロであっても、本人や家族が抱いている大きな悩みが解決されていなければ、治療が成功しているとは言い難いでしょう。逆に、発作がゼロになっていない場合でも、てんかんとともに生きていくコツを身に付け、人生の目標を持って、生き生きと生活している方がたくさんいらっしゃいます。そのためには、医学的な問題だけでなく、患者さん本人の心理的な問題、家族や社会との関わり方の問題を解決していく必要があります。この「悩みゼロ」を達成するための情報は、本書の後半で詳しく取り上げています。

ぜひ本書を通じて、あなた自身、あるいは大切な家族の方が、この3つのゼロを達成できることを願っております。

◆てんかん治療を見直すためのチェックリスト

てんかん治療において最も大事なことは、「自分のてんかん」について知ることにあります。まずは「自分のてんかん」と現在の治療について、どのくらい理解できているかを確認しましょう。

【表1】てんかん治療を見直すためのチェックリスト

(1) 自分の発作のタイプと頻度を、正しく言えますか？
(2) 自分のてんかんの原因を、説明されていますか？
(3) 脳波検査の結果を、説明されていますか？
(4) 画像検査（CTやMRI）の結果を、説明されていますか？
(5) 今の薬がもたらしうる副作用を、知っていますか？
(6) 発作が薬で抑えられない場合、手術を行う可能性があることを説明されましたか？
(7) 今の生活に即した安全指導を、受けていますか？
(8)（妊娠可能な年代の女性では）今の薬が避妊薬や妊娠に及ぼす影響を、説明されていますか？

※妊娠を現在、希望しているかどうかに関係なく、計画外の妊娠にも備えて全員が考慮すべき事項。

【表1】は、米国神経学会が、「てんかんの治療を行うすべての医師が、診察の際に最低限確認すべき事項」として医師向けに作成したものを、私が患者さんの視点で書き直したものです。この8項目は、「てんかんを治療する医師が患者さんに説明する義務があること」として選ばれたものです。ですから、治療を受ける患者さんや家族にとっても、ぜひ確認しておくべき事項と言えるでしょう。

（1）自分の発作のタイプと頻度を、正しく言えますか？

担当医は毎回の診察ごとに、患者さんのてんかん発作のタイプとその頻度を確認する必要があります。ここで問題になるのは、患者さん自身が〝自分の〟てんかん発作はどのタイプなのかを、正しく理解しているかどうかという点です。自分の発作のタイプを正しく理解していなければ、発作の有無や頻度を確認することはできません。そして、それが確認できないままでは、現在の治療が適切かどうかも判断できないのです。

てんかん発作のタイプを考えるときに特に大切なのは、「いちばん小さい最初の症状は何か」という点です。〈パート1〉で述べるように、てんかん発作は〝クレッシェンド（音楽用語で「次第に強く」）〟であるため、最後に訪れる発作のクライマックスの部分だけに目が行ってしまうと、医師も患者さんも大きな発作だけにとらわれてしまいがちです。その結果、「大きな発作」が止まれば治療が成功した、と思ってしまうことが少なくないのです。

発作のタイプといっても、医学的に正確な分類をすることが必要なわけではありません。一人ひとりで異なる「自分のてんかん発作」が、どんな症状であるのかを知ることが大切なのです。あなたも担当医もまだ気づいていないかもしれない「発作の始まりの部分」を見つけ出すことが、治療成功への第一歩です。

（2）自分のてんかんの原因を、説明されていますか？

担当医は、患者さんのてんかんの「原因」が何であるかを、毎回の診察ごとに確認する必要があります。てんかんでは、明確な原因が見つからないこともありますが、原因が不明であっても治療が可能な場合も少なくありません。ただし、初めててんかん発作が現れてから間もない段階では、原因として急を要する脳の病気が隠れている可能性も考慮して、脳・神経系の専門の医師に詳しく調べてもらうことが大切です。また、長期間治療を続けていても発作が抑えられない場合や、てんかん以外の別の疾患による発作が疑われる場合などでは、ほかの科や分野の専門医を紹介してもらい、改めて発作の原因を詳しく調べてもらうことも必要です。

（3）脳波検査の結果を、説明されていますか？

てんかんが疑われる場合には、最初の段階で少なくとも一度は「脳波検査」を受けることが必要です（脳波検査が行われずに治療が進んでいたり、検査はしても結果の説明がされていないとしたら、それは大問題です！）。ただし、検査の結果が正常であっても、てんかんに対する治療が必要なケースは少なくありません。逆に、脳波検査で何らかの異常が見られても、必ずしもてんかんであるとは限りませんので、注意が必要です。つまり、てんかんの最初の診断においては、脳波検査はあくまで補助的な存在です。また、てんかんの脳波についてきちんと説明できる医師なら、てんかん治療に関する知識が一定レベルにあると考えてよいでしょう。

（４）画像検査（ＣＴやＭＲＩ）の結果を、説明されていますか？

てんかんが疑われる場合、脳波検査と同様に、最初の段階で少なくとも一度は、ＣＴ（コンピュータ断層撮影）やＭＲＩ（磁気共鳴画像）による「画像検査」を受けることが必要です。ただし、こちらも脳波検査と同様に、画像検査の結果が正常であってもてんかんの治療が必要な場合は少なくありませんし、何らかの異常が見つかったとしても、必ずしもてんかんがあるとは限りません。

てんかんの診断やてんかんのタイプを判断するうえで、脳波検査も画像検査もあくまで補助的検査ではありますが、どちらも欠かせないものと理解してください。

（５）今の薬がもたらしうる副作用を、知っていますか？

てんかんの治療に使われる薬にはさまざまな種類がありますが、まずはあなた自身が服用している薬についてのみ、詳しく勉強しましょう。服薬開始の直後に現れやすい「副作用」には、そのままにしておくと悪化してしまうタイプのものが多いので注意が必要です。服薬開始から２～３か月して安定期に入ったら、そうした心配はなくなります。ただし、服用が長期にわたる場合、徐々に出てくる副作用もありますので、やはり副作用の情報は知っておき、常に気を配る必要があります。

(6) 発作が薬で抑えられない場合、手術を行う可能性があることを説明されましたか?

薬物療法を一定期間行っても、てんかん発作が残っている場合、医師は患者さんに「外科治療(手術)の可能性があることを伝えるべき」とされています。ただし、「手術の可能性があることを伝えるべき」=「手術を受けるべき」ではありません。手術を受けられない場合や、受けないほうがよい場合もあるからです。ただ、手術という治療の手段があることを知らずに、治療できる可能性を逃してしまうのはぜひとも避けたいことです。そこで、より詳しい検査を受けられる専門施設を紹介してもらうためにも、この点を確認する必要があるのです。

一般に、薬による治療を開始してから2年たっても発作が抑えられていなければ、手術を検討すべきとされています。また、一度「手術は難しい」という判定を受けたとしても、それで諦めることはありません。治療を続けておよそ3年たったら、再び、手術を検討するための検査を受けましょう。医学は日進月歩ですから、検査方法も治療法も進歩している可能性があるからです。

(7) 今の生活に即した安全指導を、受けていますか?

安全指導とは、外傷ややけどの予防法、車の運転の可否、入浴上の注意などを指します。年齢や発作のタイプ、発作の頻度、職業、レジャー活動など、それぞれの患者さんの生活環境に即した安全指導を、担当医は、最低1年に1回行うことが求められています。患者さん自身も、その安全指導の内容をしっかりと覚えて、日々の生活に生かすことが大切です。

(8) 今の薬が避妊薬や妊娠に及ぼす影響を、説明されていますか?

患者さんが妊娠可能な年代の女性の場合、妊娠を希望しているかどうかにかかわらず、服用中の抗てんかん薬が避妊薬や妊娠に及ぼす影響を、担当医は、1年に1回は説明することが必要です。妊娠は常に計画的とは限りません。「患者さんが妊娠可能な年代であるかどうかについて明らかでない場合には、12歳から44歳の女性を対象に説明すべき」と米国神経学会では推奨しています。

以上、診察を受ける際の8つの項目について整理しました。今、8つの質問すべてに答えられなくても、心配はまったくありません。これから本書を通じて、一つずつ学んでいきましょう。逆に、現時点ですべての項目に答えることができたとしても、油断は禁物です。てんかん治療は日進月歩です。今日、担当医から受けた説明が、3年後には古いものになっているかもしれないのです。

大事なことは、患者さん自身が常に「自分のてんかん」についてよく学び、情報を更新していくことです。さあ、みなさん、てんかんを克服するための勉強を始めましょう。

Part 1

知って安心、あなたのてんかん

まずは、「てんかんの発作」を正しく知ろう

「てんかん」という名前は誰もが知っていると思いますが、この病気について一言で説明しようとするのは、まったく簡単ではありません。

てんかんの発作は、大脳の神経細胞が異常に興奮することで引き起こされますが、それが大脳のどの部分で起こるかによって、発作の現れ方は多様になります。一口に「てんかん」と言っても、その原因や現れる発作のタイプはもちろん、発作以外のさまざまな悩みも、一人ひとりの患者さんによってそれぞれに異なるので、同じ一つの病気として捉えることはできないのです。

てんかんと診断された患者さんが、てんかんについて本やインターネットで調べてみると、あまりにも多様な情報があふれていて、大きなショックを受けたり落ち込んでしまうことも少なくありません。また、まったく異なるタイプのてんかんのある患者さんどうしが、ブログやSNSを通じて症状や治療のことについて相談し合って、かえってお互いに悩みを深めてしまっている、などといったことも見られます。これは大変残念なことです。

先ほども述べたように、てんかんは一人ひとりで異なります。ということは、逆に言えば、患者さんとしては「自分のてんかん」だけに詳しくなればよい、ということでもあります。てんかんの

すべてを知ることは、私も含めてどんな専門医であっても不可能です。まして患者さんの立場であれば、「ほかの人のてんかん」に悩む余裕はまったくないと思いますし、その必要もないのです。本書を通じて、「あなたのてんかん」を探しにいきましょう。

発作では、最初の「小さい症状」が大切

まずは、「てんかんの発作」の基本から始めましょう。

20ページの【図1】をご覧ください。てんかん発作は〝クレッシェンド〟です。てんかん発作は脳の一部から始まって、どんどん大きく広がり、突然にパタリと終わります。最後のクライマックスの症状が目立つため、てんかんの専門医でさえも、大きな発作だけで治療方針を決めてしまいがちです。しかし診断でいちばん大切なのは、最初の「小さい症状（図のSサイズやMサイズ）」です。この小さい「症状」＝「発作」によって、てんかんのタイプは正しく分類され、治療方針も決まるのです。患者さん本人でさえ気づきにくい小さい発作を見つけだすのが、てんかん診断の第一歩です。

発作の大きさを、S、M、Lと3段階に分けたのは、私が説明用に作った便宜上の概念ですから、正式な医学用語ではありません。伝えたいのは、「てんかんでは大きな発作に目を奪われずに、小さい発作に注目すべき」という点です。

さて、あなた自身や、あなたのそばにいる家族の方の発作のタイプは、どれになるでしょうか。

【図１】てんかん発作はクレッシェンド

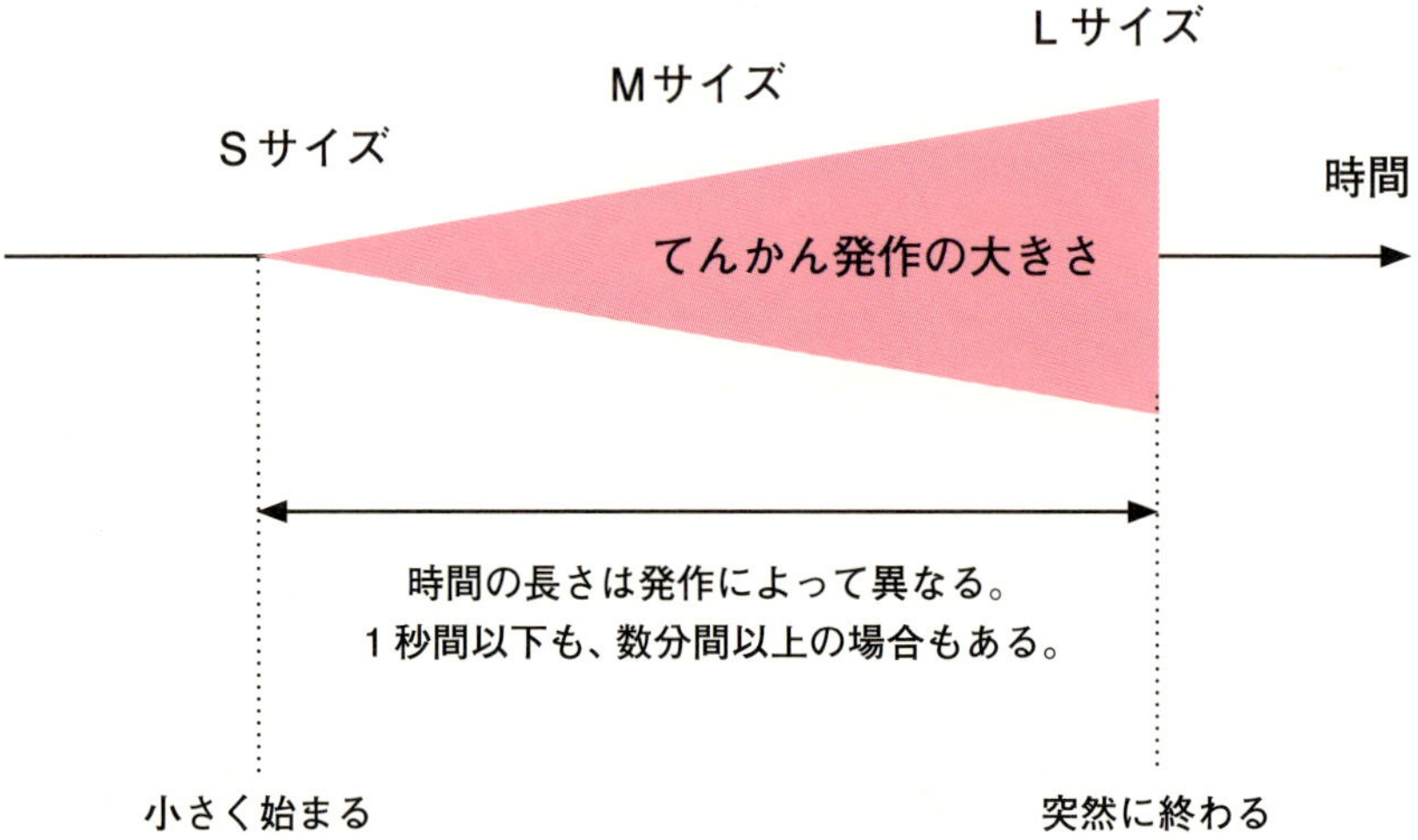

てんかん発作では、多くの場合、脳の一部が興奮し始めて、次第に大きくなります。

（1）小さい発作（Sサイズ）では、本人だけが気づき、近くにいる人は気づきません。
（2）中ぐらいの発作（Mサイズ）では、本人は覚えていませんが、近くにいる人が気づきます。
（3）大きな発作（Lサイズ）では、遠くからでもわかりますが、本人は覚えていません。

発作の始まりを見つけよう

22ページの**【図2】**をご覧ください。

てんかん発作では、多くの場合、脳の一部で始まった興奮が、時間とともに脳のほかの部位に広がって、症状として拡大するのが普通です。

てんかん発作が起こるときの進行は、「S↓M↓L↓終了」が基本パターンです。ただし、「S↓M↓L↓終了」とすべてがそろった発作を繰り返す場合もありますが、基本パターンのうち1つの症状だけが現れる場合（「S↓終了」「M↓終了」「L↓終了」）や、基本パターンのうちの2つの症状だけが現れる場合（「S↓M↓終了」「S↓L↓終了」「M↓L↓終了」）もあります。

けれども、てんかんの発作では、〝デクレッシェンド（音楽用語で「次第に弱く」）〟、すなわち基本パターンの向きを示す矢印が反対になることはありません。例えば、「M↓S↓終了」「L↓S↓終了」という現れ方は、通常ありえません。

てんかんの診断では、最初に現れる、いちばん「小さい発作」が何なのかを知ることが大切です。けれども、小さい発作は個人差が大きく多様です。珍しいタイプの発作まで含めると、種類が多すぎて、てんかんの専門医でも混乱するほどです。

そこで本書では、最初に、てんかん発作のなかでもいちばん大きくて目立つLサイズの発作の「てんかんの全身けいれん（強直間代《きょうちょくかんたい》発作）」から説明を始めることにしましょう。

【図２】てんかん発作の経過のパターン

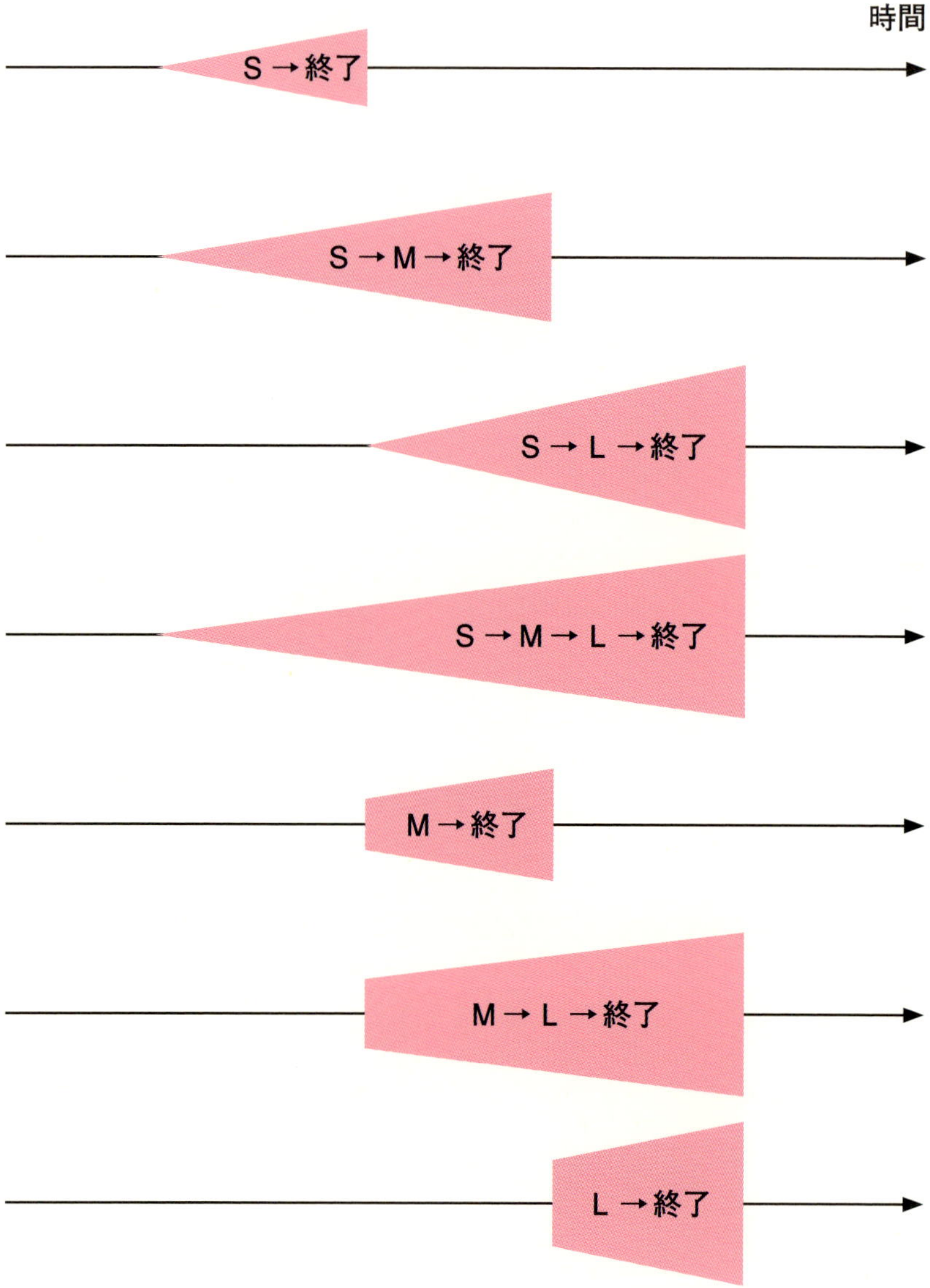

全身けいれんでも、てんかんなら大丈夫

てんかんでいちばん大きな発作は、正式には「強直間代発作」と言いますが、一般には「全身けいれん」や「大発作」と呼ばれることが多いと思います。

意識を失って倒れ、からだ全体を硬くさせ、手足をガクガク大きくふるわせます。舌など口の中を噛《か》むこともあります。居合わせた人は、「白目を見せていた」とか「口から泡を吹いていた」と証言することがあります。これは全身けいれんの際に、目が開いて眼球が上を向き、唾液腺がギュッと縮むために起こります。

初めて大きな発作を目にした人はビックリするでしょう。でも、安心してください。こうした発作は、てんかんが原因であれば大丈夫なのです（てんかんが原因ではない場合については、このあとに述べます）。

発作が起こったとき、周りの人がすべきこと

「全身けいれん」が起こったとき、それがてんかんが原因のもの（強直間代発作）ならば安心して大丈夫です。その場に居合わせた人は、ごく基本的な周囲の安全確保をお願いします。例えば、固い道路に倒れて発作を起こしているときには、頭を強くぶつけないように、そっと手を差し入れま

しょう。駅のホームなど転落の危険がある場所では、安全な場所に移動させてください。プールで泳いでいた場合には、周囲の人たちと協力して、早めに水の上に顔を出せば大丈夫です。入浴中の発作を見つけたときには、お湯から顔を上げ、お風呂のお湯を抜きましょう。

このような全身けいれんが起こったときに、舌を噛むことを防ごうとして、タオルなどを口に入れようと考える人もいるかもしれませんが、口に物を入れるのはかえって危険です。口に入れたもので窒息させてしまったり、歯が折れたり、あるいは介抱する人がけがをすることがあるからです。全身けいれんを起こしたときに舌を噛んでしまうケースは確かにありますが、それでも舌の端が少し傷つく程度ですから、あまり心配することはありません。また、けいれんによってガクガクしている体の動きを無理に押さえつけるのも危険です。骨折や脱臼を招く原因になるからです。

てんかんの全身けいれんの発作で特に危険なのは、入浴中に溺れること、車などの運転中に起こって事故につながること、料理中のやけどや火事、高所からの転落などです。てんかんの治療を開始したばかりで発作が再発する可能性がある場合、患者さんは突然発作が起こっても安全を確保できるよう、十分に注意して生活する必要があります。ここですべての注意点を細かく説明することはできませんが、一人で家にいるときには湯船に入らない、監視員のいないところではプールには入らない、サーフィンやロッククライミング、ハンググライダーのように、発作が起こったときの安全確保が保証されないスポーツや活動は避ける、というような基本的なことを守ればよいのです。

救急車を呼ぶべき状況は？

てんかんの全身けいれんは、長いと2～3分間続きます。この間は呼吸が止まっていますが、心臓まで止まることは極めてまれです。むしろ脈は速くなって、ドキドキと拍動を続けます。けいれんが止まると、呼吸はすみやかに回復するのが通常です。

その場に居合わせた人が、「いつものてんかん発作」であることを、患者さん本人や家族から知らされている場合で、発作後に呼吸が回復しているのであれば、救急車を呼ぶ必要はありません。

一方、救急車を呼ぶべきなのは、全身けいれんが3分間以上続く場合や、いったん止まった全身けいれんがまたすぐに繰り返す場合などです。これは「けいれん重積《じゅうせき》」といって入院治療が必要な状態です。このような状況を具体的に伝えれば、救急隊員は心得ていますので、かかりつけの病院かどうかにかかわらず、適切な医療機関をすぐに探してくれるでしょう。

なお、全身けいれんが起こっている場面に居合わせたときに、それがてんかんによるものかどうかがわからない場合には、迷わず救急車を呼びましょう。もしもてんかん以外の原因で全身けいれんが起こっている場合、詳しい診察が必要だからです。

〝てんかん以外〟の可能性も考えよう

東北大学病院にてんかん科を設立した当初、ＳＮＳの「ツイッター」で、「てんかん科に行くと、なんでもてんかんと診断されてしまうよ」という発言を目にしました。

冗談ではありません！　てんかん科では、てんかんのある人に適切な診断をすることはもちろんですが、同時に、本当はてんかんではないのにてんかんと診断されて何年も治療を受けてきたような方に、「てんかん以外」の適切な診断をつけることも大切な任務です。そして、そういうケースは非常に多く見られるのです。

ではここで、てんかんと誤解されがちな、てんかん以外の病気を確認してみましょう。誤解の鍵は、先ほど述べた「全身けいれん」にあります。

「けいれん＝てんかん」は大きな誤解

これから説明する「神経調節性失神」から「心因性非てんかん性発作」までで見られる「全身けいれん」は、いずれもてんかんの発作ではありません。全身けいれんが起こったことだけを理由に、誤っててんかんと診断されて治療が開始され、本来は必要のない抗てんかん薬を使い続けてしまっている、というケースが実際にかなり多く見られます。全身けいれんが起こったことで病院を受診した患者さんの診断においては、「そこにてんかん以外の原因がないか」を見つけ出すことが、最初の一歩となります。

てんかんの全身けいれんと間違われやすい「神経調節性失神」

精神的な不安が急に高まったときや体調不良のとき、さまざまな病気で自律神経障害がもともとある場合に、何らかのきっかけで脳への血流が低下すると、意識を失って倒れる「失神」が起こります。自律神経の調節が困難になることによるものなので、「神経調節性失神」と呼ばれます。こうした失神でも、四肢が硬直してブルブルとふるえることが少なくないため、医師であってもてんかんによる強直間代発作と誤診してしまう場合があります。誤って抗てんかん薬による治療が開始される例として、神経調節性失神は最も多い疾患とされています。

てんかん以外で起こる全身けいれん

糖尿病があることなどで起こる低血糖や高血糖、あるいは血液中の電解質（塩分など）のバランスが崩れたりすると、しばしば全身けいれんが起こることがあります。この状態は生命に関わることもあるため、てんかんによるけいれん発作よりも緊急性が高いと言えます。

また、例えばアルコールへの依存や薬の長期使用がある人が、突然にアルコールや薬を中止した場合、「離脱症状」として全身けいれんが起こることがあります。もともとアルコール依存症のある人が何らかの理由でお酒を飲めない状況になった場合や、精神安定薬や睡眠導入薬を長期に使い続けている人が突然に薬の服用を中止した場合などに起こりやすいのです。

このような場合、脳・神経系を専門とする医師でも、しばしば患者さんのこれまでの病気の経歴（病歴）を聞き落としてしまい、全身けいれんという状態からてんかんと診断してしまうケースは少なくありません。例えば何かのけがや病気で入院したときに、医師がお酒やふだん使っている薬についての情報を知らずにいると、お酒や薬の中断によって、2日ほどたってから急に全身けいれんが起こったりすることがあるのです。

「心因性非てんかん性発作」

心理的なプレッシャーがかかってそれに耐えきれなくなったとき、実際にはてんかんではないのに、てんかん発作とよく似た発作が繰り返し起こるケースがあります。これは「心因性非てんかん性発作」というものです。

心因性非てんかん性発作も、てんかん発作と同様に多様で、てんかんによる強直間代発作と間違われる場合もあります。私を含め、てんかんや精神医学の専門医であっても、目の前で発作が起こっていて、それが「(真の)てんかん発作」なのか、「心因性非てんかん性発作」なのか、区別できないことはしばしばあります。また、一人の患者さんにてんかん発作と心因性非てんかん性発作の両方がある、というケースも見られます。

心因性非てんかん性発作は、前述のとおり心理的プレッシャーに耐えきれなくなるために起こるものですから、患者さんが〝意図的に〟〝わざと〟起こせるものではなく、患者さんもその発作に深く悩んでいます。心理的なことが原因だからといって、「偽《ぎ》発作」、つまり「それはニセの発作、ウソの発作じゃないか」などと患者さんを責めたり叱ったりすると、患者さんの心にはより大きな負担がかかり、かえって発作が増えてしまうことにつながります。

心因性非てんかん性発作には、薬による治療は無効と考えてください。精神安定薬などの薬を使うことはかえって病状を悪化させてしまいます。心因性非てんかん性発作と診断がついた場合には、てんかんを専門とする医師、精神科の医師、心理士などの協力が必要です。患者さん本人や家族とともによく相談をして、発作につながる心理的な原因を取り除くための環境整備が必要です。また、心因性非てんかん性発作という病気について患者さん本人が十分に理解することも、治療の経過に大きく関わります。

「自分のてんかん」に誰よりも詳しくなろう

繰り返し述べているように、てんかんは、一人ひとりさまざまに異なります。だからこそ、「自分のてんかん」ではどんな発作が現れるのか、よく理解しておく必要があります。

てんかんの治療では、抗てんかん薬による薬物療法が中心となります。残念なことに、「どんなタイプのてんかんにも効く」という抗てんかん薬は存在しません。やはり、自分にはどのようなタイプの発作が起こるのかを理解することが、適切な薬を使っていくためにも大切です。

また、「一人の患者さんに、一つだけ発作がある」とは限りません。患者さんによっては、2つ以上のタイプの発作を併せ持っているケースもあるのです。そのため、治療を開始したことによって一つの発作は抑えられたけれど、実はまだもう一つの発作が残っている、というような場合もありえます。確かに一つの発作は抑えられたので、患者さん自身も医師も治療が成功したと思っていても、実は本人さえ気づかないような〝小さい発作〟が残っていることもあるのです。

だからこそ、てんかんの治療に取り組むにあたって、「自分のてんかん」、発作のタイプをしっかり知っておくことが大事なのです。

てんかん発作については、これまでに医学的な分類が作られ、更新され続けてきました。しかし、それでも決して完璧なものではなく、まだ発展途上の複雑なものであるために、私たち医師にとっても使いにくいというのが現状です。実際に、専門医であっても分類を確定できなかったり、一度診断された発作のタイプがのちのち別のタイプだった、とわかるような場合もあります。さらに、発作のタイプは治療を続けていく過程で変化することもあるのです。

ですから読者のみなさんには、発作の分類も「とりあえず」くらいに考えておいてもらって結構です。大切なことは、発作のタイプを命名することではなく、患者さん一人ひとりによって異なる、多様な発作の存在に気づいておくことなのです。

それでは、「自分のてんかん」を見つけるために、多様なてんかん発作について見ていきましょう。

いちばん多い「Mサイズ」の発作

20ページの【図1】で説明した「Mサイズ」の発作は、てんかんのなかでは、いちばん多くの患者さんが持つタイプの発作です。この段階では、目に見える激しいけいれんはありません。近くで見ている人だけが「あれ、何か変だぞ?」と気づきます。しかしMサイズの発作では、患者さん本人は発作が起こっているときの記憶がないので、発作があったこと自体をまったく覚えていません。

Mサイズの発作のなかでも、最も多くの患者さんが示す発作は「複雑部分発作」と呼ばれるものです。患者さんは突然、一点を見つめたように動かなくなり、呼びかけても返事がないか、あってもあいまいな返答のみで、意識も記憶もありません。

複雑部分発作では、こうした動作停止が数秒で回復する場合もありますが、さらに手をモゾモゾ動かしたり、口をモグモグ動かしたり、ほかにも不自然な無意識の動作を数分間にわたって続けている場合があります。こうした発作は、てんかんのなかでも極めて多いので、私としては「人類がみな誰でも知っておくべき発作」だとさえ思っています。

複雑部分発作には、もう一種類、大きく目立つタイプの発作があります。睡眠中に突然、大声を出す、からだ全体や手足を大きくバタつかせる、などの発作です。これらはしばしば、前述の「心因性非てんかん性発作」と誤解されやすく、正確な診断がつかずに治療が遅れてしまうケースも少なからずあります。診断を確定するには、発作の瞬間の脳波とビデオを同時に記録する検査が必要で、それによって初めて薬や手術による治療への道が開けます。

複雑部分発作は、てんかんの発作のなかでも最も多く見られるものです。残念ながら、この発作については、医師の側でも十分に理解していないケースが少なくありませんし、たとえ知識や情報があったとしても、医師と患者さんの間で行われる診察だけでは、その有無が確認できない可能性が高い、という難しさがあります。患者さん自身が発作が起こったことを記憶していないため、見落とされることがあるからです。

複雑部分発作では、発作が起こった場面に居合わせた人が、患者さん本人やその家族、あるいは医師に、直接その際の様子を詳しく伝えることによって、ようやく正しい診断につながるのです。

子どもに多い「欠神発作」

複雑部分発作に次いで多いMサイズの発作が「欠神《けっしん》発作」で、特に小学生ごろに多く発症します。欠神発作では脳の広い範囲が興奮していますが、近くにいる人だけが気づくのでMサイズです。

欠神発作では、ボーッと一点を見つめて動かなくなるところが複雑部分発作とよく似ていますが、加えて、目をパチパチさせる症状が多く認められます。欠神発作と複雑部分発作は、症状だけを見るとよく似ていて区別がつきにくいのですが、それぞれの治療に必要な薬が異なるので、専門医による診断が極めて大切です。診断にはこれまでの病歴に加えて、脳波検査の結果が決め手になることが多いです。

読者のみなさんは、とりあえずここでは「大きな全身けいれん以外にも、『Mサイズ』の発作がある」ということをしっかり覚えておいてください。発作の場面に居合わせた人が、こうした発作の始まりの様子を本人や家族に正しく伝え、最終的に医師にも正しい情報が伝わるようにすると、正しい診断に結びつきやすくなるからです。

極めて多様な「Sサイズ」の発作

【図1】で示した発作のうち、「Sサイズ」の発作の現れ方は実に多様です。しかし、診察室で医師から「小さい発作はありませんか？」と聞かれても、患者さんや家族はたいてい「特にありません」と答えてしまっていると思われます。

なぜなら、Ｓサイズの発作症状はあまりに小さく、家族など周囲にいる人も、なかなか気づくことができないからです。また本人にとっても、発作と聞いてイメージするような症状に比べてあまりにささいな症状であるため、まさかてんかんによる発作だとは考えないからです。そして、何かおかしいと自分一人で悩みながらも、医師には伝えないままになってしまうのです。

医師がＳサイズの発作の有無を聞き出すには、コツがあります。私は診察時に、「突然に始まり突然に終わる『何か変なこと』を、何回も繰り返し感じてはいませんか？」と質問しています。「何か変なこと」が一度か二度なら気にしなくても大丈夫です。もし、それがてんかん発作であれば、「また来たのか！」と本人が驚くほど、何度も同じように繰り返すものなのです。

Ｓサイズの発作も、ほかの発作と同じように、始まりと終わりは常に突然です。発作の長さは数秒間から数十秒間で、長くてもせいぜい数分間が通常です。また、Ｓサイズの発作の最初の症状は、一人の患者さんが何種類も持っていることはあまりありません。なぜなら、基本的にてんかん発作は、１か所の脳の興奮が1種類の症状となって始まるからです。

Sサイズの「運動発作」

「運動発作」とは、患者さん本人は体を動かそうとは思っていないのに、脳の一部である運動野《や》という部位が発作で過剰に興奮するために、手、足、顔、口などが本人の意思とは無関係に勝手に動くタイプのてんかん発作です。その間、意識を失うことがなければSサイズの発作となります。

では、実際にどのような症状が現れるのかというと、いちばん小さいものは、手、足、顔、口などのどこか1か所だけがピクピク、ガクガクと揺れるように動く発作です。自分にとってのいつもの「何か変なこと」が、左右のどちらに出現するのか、どの部位の、どこから始まるのかを把握して、きちんと医師に伝えるようにしましょう。患者さんによっては、初めは1か所から始まった発作が、時間とともに複数の部位に広がっていくこともあります。その際、広がる部位は通常、右か左のどちらか一方に限られます。

Sサイズだけれど、もう少し大きな運動発作としては、左右の手足や顔面に現れるタイプがあります。右と左で現れ方が非対称になるなど起こり方が複雑なため、発作の様子を医師に詳しく伝える際には、携帯電話やデジタルカメラなどで撮った動画の記録があると、とても役に立ちます。Sサイズの運動発作であれば、見た目にはかなり大きな発作でも意識がはっきりしているので、患者さん本人が医師に詳しく伝えることも可能です。

運動発作における〝クレッシェンド〟

運動発作では、小さなSサイズの発作から始まったものが、次第に進んでいってLサイズまで拡大する、つまり誰の目にも明らかに〝クレッシェンド〟のパターンを示す場合があります。例えば、最初に（A）右手や右の顔面だけがピクピクとけいれんし、次第に（B）顔面、手、足を含む右半身すべてのけいれん発作となり（ここまでは意識があるのでSサイズ）、やがて（C）意識を失って体の左右両側に現れる大きな強直間代発作（ここからはLサイズ）に至って、そして突然に終了する、といった経過をたどるものです。このような発作の進み方は、最初にこの過程を報告したジャクソン医師の名前をとって、「ジャクソニアン・マーチ」と呼ばれています。

なお、運動発作はSサイズからMサイズを経ないで、一気にLサイズに進むのが通常の経過です。

Sサイズの「感覚発作」

「感覚発作」とは、外部から何も刺激を受けていないのに、脳の一部である感覚野《や》という部位に過剰な興奮が起こるために、患者さん本人は「あたかも自分の体の一部が何かで刺激されているような感覚」に陥る発作です。その間、意識を失うことがなければSサイズの発作となります。このSサイズの感覚発作は、外見からはわからないため、周囲の人には気づくことができない、本人にしかわからない症状です。
てんかんによって脳の興奮が起こる部位が、身体の知覚に関わる場所であれば、手のしびれ、足のしびれ、顔面のしびれなどといった感覚症状が起こります。ほかにも、おなかがムカムカするような「内臓知覚発作」、（実際には存在していない）音や人の声が聞こえるように感じる「聴覚発作」、目の前のものがチカチカして見えるような「視覚発作」、異常なにおいや味などを感じる「嗅覚発作」や「味覚発作」のような症状が起こることもあります。脳の興奮が起こるのが自律神経をつかさどる部位であれば、心臓がドキドキ脈打つような「頻拍発作」や、鳥肌が立つ発作、尿意を感じる発作などもあります。

こうしたSサイズの発作では、患者さんの意識は保たれているので、患者さんが自分で医師にきちんと説明することが可能です。その際のポイントは、てんかん発作であれば「同じ症状が何度も繰り返し起こる」点です。これだけ多様な症状があるので、てんかんの専門医であっても、Sサイズの発作のすべての症状を把握しているわけではありません。ですから、「変わった症状が発作的に何度も繰り返し起こっている」のであれば、それがどんな症状なのか、患者さんは自分から医師に伝えることが大切です。「どう説明してよいのか、うまく言葉で言えないような感覚」ということもありますが、それが何度も繰り返し起こる感覚であれば、具体的に表現しにくいものであっても、てんかん発作である可能性が高くなります。

Sサイズの「精神発作」

「精神発作」とは、患者さん自身のそのときの感情とはまったく無関係に、精神状態をつかさどる脳の一部が過剰に興奮するために、本来とは異なる精神状態が出現する発作です。その間、意識を失うことがなければ、やはりSサイズの発作となります。Sサイズで起こる精神発作も、周囲の人は気づくことができず、本人にしかわからない症状です。

精神状態をつかさどるのが大脳のどの部位に起こるのかは、まだ十分には解明されていませんが、大脳辺縁《へんえん》系と呼ばれる、海馬《かいば》、扁桃体《へんとうたい》、帯状回《たいじょうかい》といった部位なのではないかと言われています。具体的な精神発作としては、「悲しい」「寂しい」「恐ろしい」「懐かしい」「恍惚《こうこつ》とする」などのさまざまな精神症状が、Sサイズの発作として現れます。

恐怖感（「崖から墜落するぐらいに恐ろしい」などと表現される）や寂寥《せきりょう》感（なんともいえないほど寂しい）など、どちらかというと「嫌な感覚」が多いのですが、まれに、多幸《たこう》感や恍惚とした気分などのように「好ましい感覚」が生じる場合もあるようです。その中間に当たるようなものとして、「懐かしい感覚」や「どこかで経験した感覚」など、なかなか説明が難しいタイプもあります。一方で、「以前に行ったことのある遊園地のジェットコースターが、ありありと目に浮かぶような感覚」など、はっきり説明できるタイプの症状もあります。

なお、「誰かの声が聞こえる」「特定の音や音楽が聞こえる」といった発作は、統合失調症などの精神疾患で現れる「幻聴」を連想する人もいるかもしれませんが、てんかんの場合は音を聞く脳の部位（＝聴覚野《や》）に起こる感覚発作です。精神疾患で起こる幻聴は本人にとって現実感を伴いますが、てんかんの感覚発作としての幻聴の場合、患者さんはそれを現実ではない異常なもの、取り除きたいものとして認識しているという違いがあります。

いずれにしても、ここで紹介したような感覚発作も精神発作も、てんかん発作として現れたものであれば、「突然に始まり、突然に終了する」という特徴があり、何時間も続くということはめったにありません。

ミオクロニー発作

てんかんに限らず、体の筋肉の一部分が一瞬、ピクッと収縮することを「ミオクローヌス」と言い、てんかんという病気を表すときには「○○ミオクロニーてんかん」、てんかん発作を指す場合には「ミオクロニー発作」と呼びます。健康な人でも、横隔膜のミオクローヌスである「しゃっくり」や、ウトウト眠りかけたときに全身がピクッとする「入眠時ミオクローヌス」などが起こりますが、これらはもちろん、てんかん発作ではありません。

てんかんのミオクロニー発作でいちばん多いのは、肩や手などの筋肉が一瞬ピクッと収縮する発作です。そのため手に持っている物を落としたりしてしまうことがあります。ミオクロニー発作を伴う代表的なてんかんが、「若年ミオクロニーてんかん」です。中学生を中心に、小学生から高校生までに発症しやすい、比較的よく見られるタイプのてんかんです。若年ミオクロニーてんかんで現れるミオクロニー発作は、朝、起床したすぐあとや、昼寝から起きたすぐあとなどによく見られます。朝食中に食器を落としたり、歯磨きをしているときに歯ブラシやコップを落としたりすることがあるので、家族や周囲の人たちは、そのような症状を繰り返すことに気づいたら、医師に伝えるようにしてください。

てんかん性スパズム

乳幼児期に見られる特徴的なてんかん発作として、「てんかん性スパズム」があります。一瞬、頭部を前に倒し、両手を前に突き出すような姿勢になる発作です。発作の持続時間が短いため、私の分類ではSサイズに含めています。ただし、それぞれの発作時間は短いながらも、数秒から十数秒の間隔をおいて何度も繰り返し起こる、というケースがよく見られます。

乳幼児期のてんかんでは、患者さんが自分で症状などを訴えることができないという問題に加えて、小さい発作自体が多様で複雑なため、小児てんかんの専門医以外では、なかなか診断は困難です。小児神経の専門医の診察を外来で受けるだけでなく、多くの場合、入院して発作時の脳波とビデオを同時に記録する検査が必要になります。

側頭葉てんかんの〝クレッシェンド〟

てんかんで最も多い「側頭葉《そくとうよう》てんかん」（64ページ参照）では、ここまで解説したさまざまなSサイズの発作、Mサイズの発作が複合して、典型的な〝クレッシェンド〟を示します。最初に（A）上腹部のムカムカした不快感・込み上げ感という感覚発作、次に（B）意識がぼやけて無意識動作を繰り返す、やがて（C）全身けいれんに進み、終了するという経過をたどります。この「A→B→C→終了」というパターンは、最初に述べた「S→M→L→終了」という発作の基本パターンにぴったりと当てはまります。

注意しなければならないのは、患者さん本人や家族、そして医師までが、大きく目立つ全身けいれんCだけに目を奪われてしまって、もっと小さいAやBの発作のことを、てんかんとは気づかずにいることが少なくないことです。Cだけを治療の対象にしたのでは、治療は中途半端になってしまいます。大切なのは、AやBの発作を見逃さないことです。

年月による発作の変化

てんかんの発作症状は、成長とともに変化する場合もあります。

例えば、子どものころは「A→B→C」と進んでいくパターンで、A、B、C、それぞれの発作を一つずつ区別することができたけれど、成長とともにAの発作時間が一瞬になって、本人にも周囲の人にも気づかれなくなり、あたかも「B→C」の発作だけになったように見える場合などです。

反対に、てんかんの治療を進めていくと、大きな発作のほうから起こりにくくなり、小さい発作だけが残る場合もあります。治療前には「A→B→C」のすべてが区別できていたものが、薬による治療の開始で最初に発作Cが抑えられ、次いで発作Bも抑えられて、最後に発作Aだけになる場合があります。理想としては発作Aもゼロになることが望ましいのですが、とりあえず、より大きなBやCの発作がなくなれば、発作による大きな事故などの危険性は少なくなります。

このような発作の年月による変化も、患者さんによって異なります。これまでに治療を続けてきた患者さんが別の医療機関で新たに診察を受けるときには、発作の進み方のパターンがどのように変化してきたのか、年ごとに整理しておくとよいでしょう。発作については、本人の記憶だけでは十分でない場合も少なくないので、家族や周囲の人たちからの話もよく聞いて、自分の発作症状を年別に整理して、担当医に伝えられるようにしましょう。

てんかんの、〝発作以外〟の症状

てんかんといえば、〝発作〟の病気というイメージを持っている人も多いでしょう。でも、てんかんで現れる症状や問題はそれだけではありません。

てんかん発作以外にも、さまざまな症状や悩みを抱えている患者さんは少なくありません。治療を考えるうえで、てんかん発作を止めることはもちろん大切です。しかしそれ以外にも、「発作以外の症状を治療する」という視点も非常に重要なのです。そして、てんかんがあることで本人が抱えている悩みに、真っ先に目を向けることが、てんかん治療に携わる医療者にとっては最も大切なことだと私は考えています。

てんかん発作が患者さんによってさまざまであるのとまったく同様に、発作以外の症状や悩みもまた多様です。治療を始める前に、あるいは治療の途中であっても、発作以外の症状と悩みを、患者さん自身も医師も、ともに理解しておくことが安心につながります。

ここでは、発作以外の症状で最も多く見られる、心の問題や精神症状について考えていきます。

「発作のあとに現れる」精神症状

てんかん発作が終了した直後に出現する精神症状に、「発作後もうろう状態」があります。意識を失うようなLサイズの発作のあとで、意識が完全には回復しないうちに、急に暴れだしたり、無意識のまま歩き始めたりするというものです。発作後もうろう状態は、数分間で終わることもありますが、時には数時間続くような場合もあり、その際は精神科のある病院に入院して行われる専門的な救急対応（精神科救急）が必要となる場合が少なくありません。つまり、てんかん発作後のもうろう状態は、しばしば危険を伴うのです。

てんかん発作後のもうろう状態は、個人による差が大きいので、てんかんのある人の誰にでも起こるというわけではありません。また基本的には、本人のふだんの性格とはまったく関係なく起こるものなので、周囲の人は、あとからその際の行動を理由に患者さんを責めたりすることのないよう、ぜひご留意いただきたいと思います。

「発作とは無関係に現れる」精神症状

てんかんのある患者さんでは、発作そのもので現れる精神症状（38ページ）や、発作後のもうろう状態のような精神症状とは異なり、発作とは関係なくふだんから継続して現れやすい精神症状があります。特に多いのは「不安」と「抑うつ」です。てんかんのある人の$\frac{1}{3}$では、不安か抑うつのどちらかを合併していると言われています。

「不安」については、「てんかん発作がいつ起こるかわからない」「てんかんという病気に対する周囲の偏見が心配だ」というように、その理由がはっきりしている場合もありますが、特に理由がなくとも常に存在する不安感で、心が押しつぶされそうになり、日々の生活に支障が出てしまう場合もあります。

「抑うつ」については、「気力が出ない」「食欲がない」といった症状が長期間続いたり、時には自傷行動や自殺につながる場合もあります。

不安や抑うつは、特別な理由がなくても現れる「脳の変調」です。てんかんの治療にあたっては、私たちてんかんの専門医と、不安や抑うつなどを診る精神科の医師とが協力して行う体制が必要となります。受診の際は、てんかん専門医と精神科医を併せて受診することもぜひ考えてください。

てんかんによる「高次脳機能障害」

てんかんによって、「高次脳機能障害」が現れる場合があります。高次脳機能障害とは、脳が持つ複雑な働きが障害されることによってさまざまな困難が現れてくることで、例えば「記憶力の低下」「計算能力の低下」「空間認識の判断力の低下」「人の顔が覚えられない」「複雑な仕事を並行して行うことができなくなる」などといったことが生じます。

いずれも日常生活に大きな支障を来す問題ですが、高次脳機能障害の難しいところは、「その障害が外からは見えない、理解されにくい」というところにあります。一見、ほかの人たちと何も変わらず社会生活を送っているように見えてしまうため、本人や家族の悩みはかえって深刻です。学校や職場などでの社会生活において、ほかの人と同じふるまいを期待されているのに、思うように勉強や行動ができない、求められるような仕事ができないといった状態になってしまい、障害そのものに加えてさらに悩みを抱えてしまう人が少なくありません。

このような状況への対策の第一は、専門的な神経心理学的検査で「高次脳機能障害がある」という診断をつけることです。外見からは判断しにくい症状なので、障害の存在を明確に認識しておくことが大切なのです。障害そのものを完全に回復させることはなかなか難しいですが、障害とうまくつきあい、不得意な部分をカバーし、得意な分野を生かして生活していけるように、本人と周囲の人が協力して生活環境を整えていきましょう。そうすることで、障害があっても生活の質を向上させることができ、前向きな人生を歩んでいくことにつながります。

「自分のてんかん」を担当医と確かめよう

ここまでは、てんかん発作について、そして発作以外の症状について勉強してきました。どちらにも共通して大切なのは、ただ一つ、「てんかんは、一人ひとりさまざま」であるという点です。あなた自身や、あなたの家族のてんかん発作に当てはまる症状や、抱えている悩みを見つけることができたでしょうか。

ここまでに勉強してきたことを通じて、担当医と一緒に確かめることは、次の4点です。

(1)「自分のてんかん」について確認する
(2)てんかん以外の可能性がないかを確認する
(3)自分の発作はどのような特徴があるのかを確認する
(4)発作以外にある自分の症状や悩みが何かを知る

ここまでをまとめると、「自分で『おかしいな』と気づいている症状や、一人で悩んでいることがあるなら、勇気を持って担当医に相談してください」というメッセージに集約されます。本書を読んで、あなたが「自分のてんかん」に関することを整理して伝えられたなら、担当医はきっと「あなたのてんかん」についてより深く知ることができるはずです。あなたが担当医に「よい質問」を出せたなら、医師はその質問に喜んで答えてくれるでしょう。そこから一緒に治療に進んでいくこともあれば、必要に応じてより適切な治療ができる専門医や医療機関を探してくれることもあるでしょう。

さあ、続く〈パート2〉では、より詳しい治療について勉強していきましょう。

Part
2

変わる！てんかんの最新治療

①最初のステップ

てんかん治療は、「とりあえず」から始まる

〈パート1〉では、てんかんの症状について基本的なことを勉強してきました。いよいよこの〈パート2〉から、どんどん進歩しているてんかんの最新治療の話に入っていきます。

最新治療については、まず〈パート2〉の「最初のステップ」、そして〈パート3〉の「見直しのステップ」に分けて説明します。

なぜ「最初のステップ」と「見直しのステップ」なのか

てんかんの最新治療を説明するにあたって、「最初のステップ」と「見直しのステップ」の2段階に分けたところが、本書で最も伝えたいポイントです。

「最初のステップ」は、「とりあえず治療」と言い換えることもできます。てんかんに対して悩みを抱え、真剣に治療に向き合おうとしているのに〝とりあえず〟とは何事か、というお叱りを受けるかもしれませんが、ここにはとても重要な視点があるのです。

その第一は、「どんな医療にも完璧という言葉はない」という事実です。

たとえ、てんかんに詳しいとされる有名な医師の診察を受けたとしても、それによって必ず「あなたのてんかん」の治療がうまくいくとは限りません。名医による抗てんかん薬の処方であっても発作が抑えられない、ということは十分にありえます。逆に、てんかんの治療には不慣れな研修医が、「とりあえず治療」を開始したところ、発作がピタリと抑えられてしまうということも、また確かにあるのです。

ずいぶんいい加減と思われるかもしれませんが、私自身、処方箋を書くときには今でも、「お願いだから、この薬でピタリと発作が抑えられますように」と祈る気持ちでいるのです。「最初のステップ」の治療をとりあえず始めることで、幸せな結果にたどりつける方は少なくありません。てんかんの治療においては、最初の段階では専門の医師の治療は必ずしも必須ではないのです。そして、もし「最初のステップ」で望むような効果が得られなかった場合には、改めて専門医による治療の「見直しのステップ」に移ればよいのです。

第二の視点は、「てんかんの専門医や専門施設は、それほど数が多くない」という現実です。てんかんの治療においては、専門的な治療を受けられる医療機関や医師が、地域によってはまったく不在というケースがありえます。しかし、第一の視点でも述べたように、てんかんの治療がうまくいくかどうかには、結果論的にしかわからない部分があるものなのです。ですから、もし身近な地域にてんかんの専門医がいる病院がなくても、脳・神経系の専門医がいる病院であるならば、「とりあえず」のてんかん治療を開始してもよい、と私は考えるのです。それでうまくいかないときには、たとえ遠方でも、専門医のいる病院を受診すべく「じっくり」考える、でよいと思います。

そして第三の視点は、「日進月歩で発展している医学の現状」です。

現時点でベストと思われる治療を行っても、必ずしも問題のすべてが解決するとは限りません。でも、そこで諦める必要はないのです。2～3年たってみると医学がさらに進歩して、てんかんの治療を取り巻く状況が一変する可能性があるのです。たとえ現時点での治療がうまくいっていないとしても、それは「とりあえず」のことだと考えてみましょう。少し時間をおいて「じっくり」と治療を見直すことは、とても前向きな考え方ではないでしょうか。てんかんの治療は、現在、急激に進歩を遂げていて、この先もまだまだ発展していくと予想されます。「近い将来、新たな治療法が生まれてくるかもしれない」と考えればよいのです。

ここまでをまとめます。「てんかんかもしれない」と考えられる場合、まずは脳・神経系を専門とする医師・医療機関を探して診察を受けましょう。てんかんと診断されたら、「最初のステップ＝とりあえず」の治療を開始しましょう。その治療がうまくいっている場合には、あえて担当医やその治療を変える必要はないと思います。しかし、1年程度を目安として、行っている治療が十分な効果を上げていないと考えられるときには、いよいよ「治療の見直し」をするときです。治療を始めて1年以内に発作がゼロになる見込みがないと考えられる場合、あるいは薬の副作用や生活の悩みを現在の治療では解決できないと考えられる場合には、別の専門施設を紹介してもらうことをお勧めします。これが、てんかん治療の「最初のステップ」と「見直しのステップ」の考え方です。

初めての全身けいれんでは、「とりあえず」救急病院へ

〈パート1〉で述べたように、初めて全身けいれんが起こった場合、それは「てんかん以外の病気」によるものの可能性もあります。そんなときこそ、迷わず救急病院です。

てんかんによる発作とわかっている場合は、基本的に急ぐ必要はありませんが、てんかん以外の全身けいれんでは、時に緊急の対応が必要な場合があるからです。救急病院では、問診や診察、血液検査などを行って、全身の疾患に対する救急治療が必要かどうかを判断します。さらに、脳の疾患がないかどうかを、CT（コンピュータ断層撮影）やMRI（磁気共鳴画像）などの脳の画像検査で調べます。このような救急治療の段階では、けいれん発作が止まっていれば、脳波検査を急いで行うことはまずありません。

また救急治療の段階では、長期あるいは生涯にわたるような抗てんかん薬による治療が開始されることはありません。もし救急病院で抗てんかん薬を処方された場合には、それは「とりあえず」の薬だと考えてください。そして後日、改めて脳・神経系の専門医を受診するとよいでしょう。

てんかんが疑われたら、「とりあえず」脳・神経系の専門医へ

てんかんであるかどうかを診断するには、まずは脳・神経系に詳しい医師を受診するのが原則で

す。一般の内科医や小児科医で治療が開始されるケースもありますが、専門医の立場から言うと、あまりお勧めはできません。小さい子どもであれば小児神経科、成人であれば脳神経内科、脳神経外科、あるいは精神科などを受診するとよいでしょう。

理想としては、日本てんかん学会や日本小児神経学会の専門医資格を持つ医師*を受診できるとよいのですが、先ほども述べたように、こうした専門医が不在の地域も少なくないのが実情です。

ただ、繰り返しになりますが、てんかん治療では「この医師ならば、この治療ならば、100パーセント大丈夫」ということはありません。てんかんに詳しい専門医でもそうでない医師でも、初めは「とりあえず治療」の側面が必ずあります。幸いなことに、新しい抗てんかん薬では、長期の服用における副作用をほとんど気にしなくてよいものも登場してきています。ですから「とりあえず治療」でも安全に、安心して治療を始めやすい時代になってきたと言えます。

*日本てんかん学会の「専門医名簿」(http://square.umin.ac.jp/jes/senmon/senmon-list.html)、日本小児神経学会の「専門医を検索」(https://www.childneuro.jp/modules/senmoni) で、それぞれ専門医を探すことができる。

初回の診察で、医師に伝えるべきこと

検査の詳しい話をする前に、患者さん側が初回の診察を受ける際に注意しておくべき点を整理しておきましょう。患者さんからきちんと情報を伝えられないと、医師は気づかずに見過ごしてしま

うことがあるからです。

第一に、〈パート1〉で解説したような小さい「Sサイズ」や「Mサイズ」の発作があることがわかっている場合は、必ず医師に伝えてください。これらの発作は外見からはわからないため、きちんと伝えておかないと、医師の側では「Lサイズ」の全身けいれんだけに注目してしまうことが決して少なくないからです。

第二に、ふだんのお酒の量や、常用している薬物の有無についても正直に伝えることが大切です。ここでいう薬物とは、違法な薬物など特殊なものとは限りません。一般によく用いられている睡眠導入薬や精神安定薬、あるいは健康のためにと何気なくのんでいたサプリメント類が、実は全身けいれんを起こす原因だったりすることもあるからです。

第三に、発作が起こった際にそばに居合わせた人がいれば、診察室に同席してもらうのがよいでしょう。中程度のMサイズの発作では、患者さん本人は発作の最中のことを覚えていないことが多いので、周囲にいた人からの情報が重要になります。

もし、発作の場面に居合わせた人が同席するのが難しい場合は、患者さん自身が、発作の様子、特にMサイズの発作がなかったかどうかを、その人から詳しく聞いておきましょう。私は、発作の状況をできるだけ確実に確認するために、発作の場面に居合わせた人に診察室から電話をかけることがしばしばあります。もちろん、患者さんの了承を得たうえで、です。

最初の脳波検査は「とりあえず」と心得る

てんかんの診療では、「脳波検査」は必ず行うべき検査です。脳波を見ることですぐに診断できるタイプのてんかんもあるからです。ただし、脳波検査が常に万能ということではありません。

脳波検査にも「とりあえず」の脳波検査と、あとで述べる「じっくり」調べる脳波検査がありま す。「とりあえず」の脳波検査には、あまり過剰な期待をしないことがポイントです。なぜなら、脳波検査の所見がまったく正常でも、てんかんという場合があるからです。逆に、脳波検査で多少の異常が見られたからといって、それが必ずしもてんかんであるとは限りません。

こんな書き方をすると、「では、何のために脳波検査を受けるの？」という質問が出そうですね。それは、脳波検査が決定的な診断根拠になることが「まれに」あるからなのです。脳波検査で診断が確定した場合には、むしろラッキーだと思ってください。てんかんの専門医は、たとえ脳波検査では診断が確定しなくても、ほかの所見を総合して治療方針を決定していくものなのです。

最初の画像検査も「とりあえず」と心得る

脳の画像診断には、ＣＴ検査やＭＲＩ検査などがあります。てんかんが疑われる場合、どちらかの検査を必ず受けるべきです。できれば感度が高いＭＲＩが理想的ですが、ＭＲＩを備えていない医療機関である場合や、体内に金属類やペースメーカーが埋め込まれているなどの理由でMRI検査を受けられない場合もあります。ただし、てんかんが疑われるときに行う「とりあえず」の画像検査の目的は、脳腫瘍や脳血管奇形など、緊急を要する特別な病気がないかを確認することなので、CT検査でも「とりあえず」は大丈夫です。もしそのような「急いで対応すべき病気」が見つかったら、てんかんの治療よりも先に、脳疾患の専門診療科につなぐことが最優先となります。

画像検査だけでは、結果が正常でも異常があっても、てんかんであるかどうかの判断はできません。「とりあえず」の画像検査は、緊急性のある「てんかん以外の病気」が隠れていないかどうかを確認するために行うものと理解してください。

てんかんを「とりあえず」分類する

どんな病気でも、詳しく病気のタイプを分類してから、それぞれに最適な治療法を選ぶのが基本です。てんかんにも分類があります。一つは〈パート1〉で解説した「てんかん発作の分類」で、もう一つは「てんかんという病気のタイプの分類」です。

「てんかん発作の分類」については、それほど厳密に考える必要はありません。発作を命名することが大切なのではなく、特に「小さい発作」があるのかどうかなど、「自分のてんかん」に特有の発作の種類について知っておくことが大切なのです。

治療にあたって重要なのは、発作の分類よりも、「てんかんという病気のタイプの分類」です。

以前から使われてきた比較的古い抗てんかん薬には、あるタイプのてんかんには有効でも別のタイプには効かない、あるいは逆効果のこともあるといった特徴がありました。そのため、「てんかんという病気のタイプの分類」なくしては、てんかんの治療は行えなかったわけです。また、そのような分類があることで、治療を始める前にそれが自然に治癒するタイプなのか、薬で発作を抑えやすいタイプなのか、ということもある程度推測できるのです。

【表2】をご覧ください。この分類の基になったオリジナルのものはより複雑で、さらに「分類できない」という分類までも盛り込まれています。驚かれるかもしれませんが、てんかんの病気のタイプの分類はもともとあいまいさを含んでおり、医学的にまだ完全には確立されてはいないのです。

てんかんの専門医の間でも、「ある症例がどのタイプになるのかはっきり鑑別できない、あるいは2つのタイプの特徴がある」など明確な結論が出せないケースはしばしば見られます。また、長い間「特発性全般てんかん」というタイプとして治療を受けてきた患者さんが、改めて治療を見直したところ「症候性局在関連てんかん」というまったく異なるタイプの診断を受け、それによって薬を替えたところ治療がうまくいった、などという例も決して少なくありません。

患者さんとしては頼りなく思われるかもしれませんが、先ほどから述べているように、てんかん治療には「この医師ならば、この治療ならば、100パーセント大丈夫」ということはなく、まずは「とりあえず治療」から始まります。神様から見れば、ベテランのてんかん専門医も新米の研修医も、

【表2】てんかんを「とりあえず」分類する

	全般てんかん （発作の発生場所を特定できない）	**局在関連てんかん** （発作の発生場所を特定できる）
特発性てんかん （明確な原因は不明、体質的な素因がある）	●脳波は典型例が多い ●画像は正常が多い ●薬がよく効く ●特定の治療薬がある ●自然治癒もありうる	●脳波は典型例が多い ●画像は正常が多い ●薬がよく効く ●特定の治療薬がある ●自然治癒が多い
症候性てんかん （明確な原因がある）	●多くは乳幼児期に発症 ●精神発達遅滞が多い ●脳波異常は高度で多様 ●画像異常は多様 ●薬が効きにくい	●発症年齢は多様 ●合併症の有無は多様 ●脳波は正常もあるし、異常もある ●画像は正常もあるし、異常もある ●薬や手術が有効かどうかは個人差が大きい

※必ずしも上記の分類には当てはまらないケースも少なくない。

（国際抗てんかん連盟 1989年分類を改変）

また専門でない医師であっても、みな理想からはほど遠い五十歩百歩のレベルに過ぎないと言えるでしょう。私がてんかん治療において「とりあえず」ということを掲げているのは、「絶対に大丈夫」という過信をしないように、という医療者側の自戒を促す意味もあるのです。

とはいえ、まずは「とりあえず」の病型（タイプ）の分類を開始しましょう。そしてぜひ、この点を医師だけに任せるのではなく、患者さん自身が積極的に関わるようにしてください。てんかん治療では、「自分のことを自分で考える」という姿勢自体が大切なのです。

【表2】では、てんかんを横と縦に、それぞれ2つの観点でタイプ分けをしています。まず、横は「特発性てんかん」と「症候性てんかん」の2種類、縦は「全般てんかん」と「局在関連てんかん」の2種類です。その結果、2×2＝4種類の分類ができます。すなわち、「特発性全般てんかん」「特発性局在関連てんかん」「症候性全般てんかん」「症候性局在関連てんかん」となります。実際には、この4つのタイプに分類できない例外も存在しているのですが、まずはおよそこの4つに分類することによって、多くのてんかんでは治療方針を明確に決めることができます。

「特発性てんかん」とは

「特発性」という言葉は、てんかんに限らず、さまざまな病気の分類に使われている医学用語ですが、それ自体には、実際には意味はありません。「原因がはっきりわかっていない」ことを、やむをえず「特発性」と名付けているだけなのです。

【表2】において「特発性てんかん」と分類される場合は、てんかんの原因が脳のどこの部位にあるのか特定できないことを指しています。おそらくは体質的もしくは遺伝的な理由がどこかにあるだろうけれども、現代の医学ではまだよく解明できていない、といったイメージです。

ここで「遺伝的」ということについて誤解のないように一言だけ。私たち人間は膨大な数の遺伝子を持っていますが、そのなかでてんかんの発症に関与するものは特定の1個だけではなく、数多く存在していると考えられています。また、それらの遺伝子に異常があると必ずてんかんを発症するというものではなく、むしろ直接的に関与する確率は極めて低いと考えられています。ですから、〝てんかんのある親から、必ず、あるいは50％（子どもには両親の遺伝情報が半分ずつ伝わるという観点から）の確率でてんかんが子どもに伝わる〟ということではないとご理解ください。

特発性てんかんと診断された場合は、「体質的にてんかんが起こりやすい傾向がある」というくらいに理解しておいていただくのがよいと思います。

「症候性てんかん」とは

「症候性てんかん」とは、てんかんの原因となる過剰な興奮やその発生場所が、かなり特定できそうだというときの名称です。

症候性てんかんの原因となる病気の種類としては、脳腫瘍、脳挫傷《ざしょう》（脳の重いけがによる病変）、脳血管障害（脳出血や脳梗塞の痕）、海綿《かいめん》状血管腫（スポンジ状の血管の奇形）、脳の感染症（髄膜炎や寄生虫による感染症など）、大脳皮質形成異常（胎児期に発生した神経細胞の異常）など、多くのものがあります。画像診断によって推測できる場合もありますが、画像診断ではまったくわからず、手術のあとに組織を顕微鏡で見てから初めて診断できるものまで、さまざまです。

【表2】において「症候性てんかん」と分類されるのは、大脳のどこか特定の部位に、何らかの特定の病変があって、てんかんの原因になっていると考えられる場合や、はっきりと原因は見つからなくとも、おそらく特定の部位に何らかの異常が存在するはずだ、と考えられる場合です。

てんかんの原因は多様で、実際には手術をしてみないとわからないということも多いのですが、患者さんとしては医師に、自分のてんかんの原因となる「部位」と「病変」が何であるかを質問しましょう。それが明確になっていて詳しく説明してもらえるのならばよいですし、「不明です」という答えが返ってきたとしても、それは現時点での診断と受け止めて、覚えておきましょう。医学は日進月歩で進んでいきますので、治療が進むにつれて診断が絞られてくることもあるからです。

「全般てんかん」とは

あたかも脳全体が一斉に興奮し始めているような発作症状の場合や、脳波検査でも脳全体が一斉に興奮し始めているような所見の場合には、「全般てんかん」という言葉が使われます。実際の脳では、必ずどこか一部分から発作が始まるだろうと考えられるのですが、現代の医学では、発作の発生部位を明確に特定することができず、目に見える症状や脳波検査の所見によって、「最初から脳全体が興奮している」ように見える場合には、この「全般てんかん」に当てはまるとされます。

「局在関連てんかん」とは

脳の特定の部位から発作が始まっていることが、臨床の症状や脳波検査の所見で判断できる場合には、「局在関連てんかん」という言葉を使います。「局在関連てんかん」は、「部分てんかん」とも呼ばれますし、発作そのものを指す場合には「部分発作」や「焦点発作」という言葉も使われます。

この場合の「脳の特定の部位」とは、「右の側頭葉の内側部分」とか「左の後頭葉の後端部分」など、極めて狭い範囲に限定できる場合もありますし、「大脳の左半球であることは間違いないが、左のどの部分かはわからない」「側頭葉てんかんであることは間違いないが、脳の左か右なのかわからない」といった場合もあります。このように、てんかんの原因となる「部位」を特定することを、医学的には「局在診断」といいます。

いちばん多いのは「症候性局在関連てんかん」

これまで述べた4つのタイプのなかで、患者数がいちばん多いのは「症候性局在関連てんかん」と言われています。すなわち、てんかんの原因となる病気が、脳の特定の部位にあると判断できる場合です。

そのなかでも最も多いのが「側頭葉てんかん」です。側頭葉てんかんの発作では、意識がぼやけて動作が停止したり、無意識に手をモゾモゾさせたり、口をモグモグさせたり、舌なめずりをするような「複雑部分発作」（31ページ参照）が起こることが特に多いのです。

てんかん診療ガイドライン

2018年、従来のものから大幅改訂となった『てんかん診療ガイドライン　2018』が刊行されました。専門医の手前みそで恐縮ですが、これは実にすばらしい内容です。ただ、医師以外の一般の方が読むには内容が専門的すぎるかもしれません。このガイドラインは、てんかん治療の第一線にいる専門の医師たちが、徹底的かつ系統的にこれまで発表された資料を調べ上げ、何度も会議を開いて討論を行い、その結果、「これなら大丈夫」という判断をまとめることで作成されたものです。ですから、てんかん治療に携わるすべての医師に読んでもらいたい本なのです。

例えば「新規発症の部分てんかんでの選択薬はなにか」という項目を見ると、改訂前の2010年版のガイドラインではカルバマゼピンが第一選択薬となっていますが、2018年版のガイドラインでは、カルバマゼピンのほかに、ラモトリギンやレベチラセタムなどの新薬が新たに加えられています。これは、さまざまな研究結果のデータを総合して、きちんとした根拠（エビデンス）のある情報に基づいて書かれたものです。

かつて日本では、てんかんと診断された場合に、タイプなどを問わずに誰にでもバルプロ酸が処方されていたケースが少なくありませんでした。全般てんかんの場合はバルプロ酸が第一選択薬となりますが、部分発作、すなわち局在関連てんかんに対してもバルプロ酸が真っ先に処方されるという事例が多く、残念なことに現在も、こうした傾向は完全にはなくなっていません。担当医は本来、きちんと根拠のある情報に基づいたガイドラインにのっとって治療を行ってほしいと思います。

もちろん、ガイドラインが金科玉条というわけではありません。さまざまな事情によって、ガイドラインとは別の処方が患者さんにとってベストということもあるからです。また、いかに優れたものだとはいえ、ガイドラインにも限界があります。「適切な処方のためのエビデンスが蓄積されるのには年月がかかる」という点です。新しく登場した薬がどんなにすばらしいものであっても、その薬の有効性や安全性がきちんと証明され、それがガイドラインに記載されるまでには、5年も10年もかかる場合があるのです。

そこで、治療方針を立てる際には、まずはガイドラインの記述を基本としつつ、まだ記載がないことであっても、専門家が推奨している意見も重視されるべきだと考えられます。これを「エキスパート・オピニオン（専門家の意見）」と呼びます。

例えば、このあとの薬についての解説で述べるように、カルバマゼピンやバルプロ酸など、現在のガイドラインでは第一選択となっている薬が、今後はその座から退くであろうと私は考えています。新しく登場してきた抗てんかん薬では、てんかん発作や病型などのタイプにかかわらず、どんなタイプにも有効性を発揮する場合があり、しかも長期に服用しても大きな副作用の心配が非常に少ない、という特徴があるからです。

先ほど、従来のてんかん治療における原則として、「てんかんのタイプを分類せずに薬を選んではいけない」という趣旨のことを述べました。しかし、どんなタイプのてんかんにも有効性を発揮し、しかも長期にわたって服用する場合の副作用が少ない新たな薬が登場してきた現在、てんかんであると確実に診断がつくのならば、詳しい分類は後回しにして「とりあえず」治療を開始することも、必ずしも悪くはない時代に入っているのです。

そのような意味でも、最新のガイドライン、そして研究や薬に関する最新の情報を、患者さんのほうでも常に取り入れながら、治療に取り組んでいっていただきたいと思います。

「抗てんかん薬」とはどんな薬なのかを知ろう

それではいよいよ、てんかんの治療の基本となる、抗てんかん薬の使い方について考えていきましょう。

この節では、さまざまな種類の抗てんかん薬を、その特徴に応じたグループごとに分けて捉え、発作を抑える主作用の話、薬を増量する際のポイント、そして代表的な副作用という観点で、それぞれ総論的に取りまとめています。

あなたは今、どんな薬を服用していますか？　もしその薬についての個別の情報をすぐに知りたいということでしたら、先に次節の「『あなたの抗てんかん薬』について詳しくなろう」（78ページ）を読んで、あなたの使っている薬について勉強してもよいでしょう。その上で、改めてこの節に戻って、より広い観点から自分の薬、治療に関係しそうな問題について学んでください。

抗てんかん薬の「主」作用

抗てんかん薬を使う目的は、当然のことながら、てんかん発作を抑制することです。もし、発作が完全にゼロにならなくても、大きな症状が小さくて済むようになるとか、発作の回数が大幅に減ってくれれば、歓迎できる状態と言えるでしょう。とはいえ、やはりできることなら、発作は小さいものも含めて、「完全ゼロ」が理想です。

抗てんかん薬は、「単剤」、すなわち1種類だけで、発作を抑えるという目標を達成できるのが理想です。しかし、単剤ではどうしても難しい場合、作用機序（その薬がどのように作用して発作を抑えるのかという仕組み）の異なるものどうしを組み合わせる「合理的多剤併用」という考え方が基本とされています。

ただ、抗てんかん薬がどのようにして発作を抑えるのか、という理論的な仕組みの根本は、実はよくわかっていないことも多いのです。そして私の経験では、「抗てんかん薬の有効性は理屈ではない」とも感じています。同じタイプの発作や同じ病型の患者さんに対して同じ薬を使っても、どうしてある人には有効で、ある人には効かないのか、どんな理屈を持ってきても説明のつかない場合が少なくないのです。「合理的多剤併用」の考え方から外れて、似た作用機序の薬どうしを組み合わせたら、発作がピタリと止まった、という場合もあります。薬を処方する私たち医師の側は、ある程度の作用機序はもちろん知っておくべきですが、理論だけに頼ることなく実践することが大切です。つまり、ある意味、薬は「試してみなければわからない」のです。

すぐ効く薬と、じっくり試す薬

抗てんかん薬のなかには、のみ始めてすぐ効果が期待できる薬と、効果が出るまでに何か月か時間がかかる薬とがあります。すぐ効く薬の代表格には、バルプロ酸、レベチラセタム、ラコサミド、クロバザム、クロナゼパムなどがあります。早ければのみ始めたその日から発作が抑えられる場合もあります。最初の投与量では不十分でも、次の処方で増量したら発作がゼロになるという状況も期待できます。もちろん、なかには数か月間かけて増やしてようやく発作が抑えられたり、まったく効果が出ない場合もあります。やはり、試してみないとわからないものなのです。

これらの薬以外のほとんどの薬では、投与した日から発作が抑えられることを期待してはいけません。特に最初の数か月間は効果が見られなくても、じっと待ちましょう。重い副作用が出ないことを確認しながら、徐々に増量していけばよいのです。てんかんと診断されたとき、「一日でも早く安心したい」という理由で、すぐ効く薬を使いたいと思うのは、患者さんも医師も同じでしょう。でも、あなたの人生を変えてくれる薬は、必ずしもすぐ効く薬とは限らないのです。

抗てんかん薬の「副」作用

副作用とは、本来なら出てほしくない薬の作用をいいます。薬による治療を開始する際に、その薬の副作用についてあらかじめ知っておくと安心です。その際、副作用が現れる「タイミング」を知っておくと対策が立てやすいので、**【表3】**にまとめてみました。

「すぐ気づく」系の副作用

現在、てんかんを治療する医師の多くが、**【表3】**のうち（A）「すぐ気づく」系の副作用に着目して処方を考える傾向にあります。主にアレルギー性の副作用です。カルバマゼピン、ラモトリギン、ゾニサミド、フェニトイン、フェノバルビタールなどでは、服薬開始の直後、もしくは3か月以内に、発疹や発熱、リンパ節の腫れなどが現れやすいとされています。その場合、ただちにその薬を中止するのが絶対の原則です。もしそのまま服薬を続けた場合、発疹などの症状が重症化して、命に関わるようなケースもあります。

一方、こうしたアレルギー性の副作用を過剰に心配し、これらの薬の処方を徹底的に控えてしまう医師が少なくないことにも問題があります。アレルギー性の副作用が出やすい薬の場合には、ごく少量から開始して、時間をかけて慎重に増やしていけばよいことが多いのです。そして、3か月間を超えて特に問題が起こらなければ、このタイプの副作用の心配はまずないと考えられるので、次に述べる（B）や（C）の症状が出ない限り、増量していくことも可能です。

【表3】抗てんかん薬の副作用を出現のタイミングで分類

(A)「すぐ気づく」系	●のみ始めの初期（3か月以内）に現れやすい。 ●慎重に開始し、副作用に気づいたら「中止」する。 ●抗てんかん薬の種類：まれな場合も含めると、あらゆる薬。
(B)「増量すると気づきやすい」系	●増量したあとや、加齢・体調変化で現れる。薬を減らすと消失する。 ●慎重に開始し、副作用に気づいたら減量する。 ●抗てんかん薬の種類：まれな場合も含めると、あらゆる薬。
(C)「気づきにくい」系	●副作用に気づくのは、治療を始めて、数か月もしくは数年たってから。 ●検査を通じて、初期に気づけることもある。 ●抗てんかん薬の種類：従来の薬に多く、新薬では比較的少ない。

「増量すると気づきやすい」系の副作用

抗てんかん薬では、（B）「増量すると気づきやすい」系の副作用は比較的多く見られます。増量していくと「眠くなる」「ふらつきが出る」「何となく元気が出ない」「イライラする」といった副作用で、程度の差こそあれ、あらゆる抗てんかん薬に共通しているといえるでしょう。ただし同じ薬でも、このような副作用が出る人もいれば、まったく出ない人もいます。

使い方としては、やはりごく少量から開始して、時間をかけて慎重に増量していきます。（A）の場合には副作用が出たら中止が原則ですが、（B）の場合には、副作用が出たら元に戻す、すなわち投与量を少し減らして様子を見るという選択肢があります。次第に慣れてきて再び増量できるようになる場合もあるからです。

「気づきにくい」系の副作用

（C）「気づきにくい」系の副作用は、これまで第一選択薬とされていたカルバマゼピンやバルプロ酸といった広く普及している抗てんかん薬にも見られます。のみ始めた直後には気づかないので、患者さんはもちろん、医師もあまり深刻に捉えないことが少なくありません。しかし、てんかんの治療は生涯にわたって続けることが多いわけですから、このような副作用を軽く考えてはいけません。私はむしろ、この「気づきにくい」系の副作用こそを重視して、最初に用いる抗てんかん薬を決めるべきだと考えています。

かつてのてんかん治療においては、副作用はある程度がまんしてでも、発作を抑えることを優先して処方せざるをえませんでした。しかし、発作を抑える効果がありつつ副作用の少ない新薬が登場している現在、まずは副作用の少ない薬から試すほうがよいと思います。それでうまく発作が抑えられればラッキー。もし抑えられなければ、やはり副作用の少ないほかの薬を試すのです。そのようにして副作用の少ない薬をいろいろ試し、それでも発作が抑えられない場合には、入院してさらに詳しい検査を行って調べます。

抗てんかん薬による「酵素誘導」

従来の抗てんかん薬のうち、カルバマゼピン、フェニトイン、フェノバルビタールの3つの薬は、肝臓での「酵素誘導」が強いことで知られています。酵素誘導とは、生体の化学工場である肝臓が、これらの抗てんかん薬を服用することで反応し、解毒に必要な酵素を大量に産生するようになることを指します。これが、「気づきにくい」系の副作用の原因となるのです。

そうしてつくられた酵素は、私たちの体にもともとある「コレステロール分解酵素」を分解して減らすので、結果としてコレステロールが蓄積されて動脈硬化を進め、心筋梗塞や脳梗塞などの発症率を高めることが知られています。また、ビタミンDの分解による骨粗鬆症《こつそしょうしょう》や、ステロイド系の性ホルモンの分解による不妊症の原因にもつながることが多いため、特に若い患者さんの場合、カルバマゼピン、フェニトイン、フェノバルビタールの使用は慎重に考える必要があります。

また、誘導された酵素は、肝臓で代謝されるほかの薬を分解してしまうため、多くの薬の効果を弱めてしまいます。高血圧、糖尿病、脂質異常症などの薬や、脳梗塞や心筋梗塞などの予防薬、抗ウイルス薬、避妊薬、向精神薬、ほかの抗てんかん薬など多くの薬の分解を早めてしまうため、てんかん以外の病気の治療も受ける必要のある患者さんの場合、やはりカルバマゼピン、フェニトイン、フェノバルビタールの使用は慎重に判断される必要があります。

妊娠可能な年代の女性への配慮

もし、女性の患者さんが子どもを産みたいという希望を表明していなかったとしても、これから妊娠する可能性がある場合には、ここで説明する「妊娠可能な年代の女性への配慮」を、担当医は考える必要があります。なぜなら妊娠の約半数は、〝計画的ではない〟とも言われているからです。予定はなかったのに妊娠した場合、赤ちゃんへの影響を最小限にするための対応が間に合わないということもありえます。また〝望まない妊娠〟の場合であっても出産することがあります。

「気づきにくい」系の副作用に入るもう一つの大切な項目が、抗てんかん薬の胎児への影響です。

妊娠可能な年代のすべての女性に対して、抗てんかん薬治療に際しては、特別な配慮が必要です。

その代表格はバルプロ酸です。先ほども述べたように、日本ではてんかんの治療薬としてバルプロ酸が処方されることが最も多い、という状況があります。高用量のバルプロ酸を服用した状態で妊娠すると、妊娠初期の胎児に影響を及ぼし、脳や脊髄などの重篤な奇形も含めて、さまざまな異常の発生率が高くなることがわかっています。最近では、妊娠中にバルプロ酸を服用した母親から生まれた子どもの知能指数が低い傾向にあるといったデータや、自閉スペクトラム症が発症するリスクが増すとの報告も相次いでおり、欧米諸国を中心に、「女性にはなるべくバルプロ酸を処方しない」という流れになってきています。

ただし、バルプロ酸でも少量であれば胎児へのリスクは低いというデータもあります。ですから、必ずしも「妊娠＝バルプロ酸は禁止」ではありません。バルプロ酸でなければ効果の期待できないタイプのてんかんもあるので、その場合は発作を抑えることを第一に優先すべきです。また、すでに妊娠している場合でも、処方されているバルプロ酸を自己判断で中止することはせずに、必ず担当医に相談してください。

なお、バルプロ酸を服用する場合には、「葉酸の併用」は必須です。バルプロ酸には、胎児が形成される際の遺伝子複製にエラーを起こしやすい作用がありますが、葉酸が十分に存在すると、それが起こりにくくなるのです。「妊娠の予定があるときから併用を」と考える人もいますが、妊娠に気づいた時点ではすでに胎児の形成に重要な時期を迎えています。ですから、たとえ妊娠の予定がなくても、将来、妊娠の可能な年代の女性がバルプロ酸を服用する場合には、葉酸の併用は必ず行うべきでしょう。

また、バルプロ酸だけでなく、トピラマートでも尿道下裂《かれつ》*などの異常が胎児に発生しやすいことが知られています。こちらも妊娠可能な年代の女性では、やむをえない場合以外は使用を控えるべきです。このほか、酵素誘導を来しやすいカルバマゼピン、フェニトイン、フェノバルビタールでも、葉酸の分解が早まるため、葉酸の補充が必要です。

*外尿道口が、通常よりも体に近い側にできる先天的な病気。

理想は「単剤治療」

「単剤治療」とは、1種類の薬だけで治療することです。

抗てんかん薬による治療を開始する場合、一度に2種類以上の薬を同時にのみ始めることは基本的にありません。1種類ずつ順番に試すのが大原則です。もしAとB、2種類の薬を同時にのみ始めてしまうと、発作が抑えられたとしてもそれがAの効果なのか、Bの効果なのか、あるいは両方の組み合わせの効果なのかがわかりません。副作用についても同様で、AとB、どちらを中止したらよいのか判断できなくなります。抗てんかん薬は、多くの場合、生涯にわたってのみ続けなければならない薬ですから、「生涯のパートナーを探すつもり」で、1種類ずつ試すべきなのです。

また単剤治療であれば、さまざまな種類がある抗てんかん薬の副作用を全部覚える必要はありません。自分に処方された薬の副作用だけを、ちゃんと勉強しておけばよいのです。

1種類目の薬で発作を抑える効果が十分でない場合、次の薬を試す際に、単剤治療の原則から外れることがありえます。またごくまれに、医学的な理由で、2種類の薬を組み合わせることがあります。そのような場合は、必ずてんかん治療に詳しい専門医から処方を受けるようにしましょう。

抗てんかん薬を選ぶための「新しい考え方」

従来の抗てんかん薬では、「気づきにくい」系の副作用の多いタイプが主力でした。成人の「局在関連てんかん」の第一選択薬だったカルバマゼピンや、成人の「全般てんかん」の第一選択薬だったバルプロ酸は、いずれも長期服用による副作用に注意する必要があります。一方で、発作を抑える効果が強いので、第一選択薬として重宝されてきたという歴史があります。

日本では、2008年に承認されたラモトリギンや、2010年に承認されたレベチラセタムなどの新薬の登場によって、抗てんかん薬の選び方が大きく変わってきています。局在関連てんかんに使われるラモトリギンもレベチラセタムも、バルプロ酸やカルバマゼピンと同様に発作を抑える効果に優れていることに加えて、長期服用による副作用が極めて少ないという点が特徴です。いずれの薬を使う場合も、「すぐ気づく」系の副作用には注意が必要ですが、開始から2~3か月がたち、服用が軌道に乗ったならば、もう大きな心配はないと言ってもよいでしょう。

2016年に相次いで承認されたペランパネル、ラコサミドも、長期に服用した場合の影響についてのデータはまだ十分ではありませんが、やはり長期的な服用の安全性が期待できる薬です。

こうした新薬の登場によって、てんかん治療の専門医の間では、従来の第一選択薬だったカルバマゼピンやバルプロ酸よりも、ラモトリギン、レベチラセタム、ペランパネル、ラコサミドなどの新薬を積極的に試す方向に向かっています。新薬の「長期に服用する場合の副作用がほとんどない」というメリットは非常に大きく、今後は新薬への期待がより大きくなっていくと考えられます。

「あなたの抗てんかん薬」について詳しくなろう

この節では、てんかんの治療に用いられる代表的な薬を個別に取り上げて、それぞれの特徴などについて詳しく解説していきます。「自分のてんかん」のタイプをよく学び、処方された薬についてよく理解して、安心して薬による治療を進めていってください。

【表4】代表的な抗てんかん薬（のみ薬）

<table>
<tr><th rowspan="2">一般名
（略称）</th><th rowspan="2">主な
製品名</th><th rowspan="2">局在関連
てんかん</th><th colspan="3">全般てんかん</th></tr>
<tr><th>強直
間代</th><th>欠神</th><th>ミオク
ロニー</th></tr>
<tr><td>カルバマゼピン
（CBZ）</td><td>テグレトール、
カルバマゼピン GE</td><td>◎</td><td></td><td></td><td></td></tr>
<tr><td>クロバザム
（CLB）</td><td>マイスタン</td><td>○
併用</td><td>○</td><td>○</td><td>○</td></tr>
<tr><td>クロナゼパム
（CZP）</td><td>ランドセン、
リボトリール</td><td>△</td><td></td><td></td><td>○</td></tr>
<tr><td>フェノバルビタール
（PB）</td><td>フェノバール、
フェノバルビタール GE</td><td>△</td><td>△</td><td></td><td>△</td></tr>
<tr><td>フェニトイン
（PHT）</td><td>アレビアチン、
ヒダントール</td><td>△</td><td>△</td><td></td><td></td></tr>
<tr><td>フェノバルビタールと
フェニトインの配合剤
（PB＋PHT）</td><td>複合アレビアチン、
ヒダントール（D、E、F）</td><td colspan="2">△</td><td></td><td></td></tr>
<tr><td>バルプロ酸
（VPA）</td><td>デパケン、セレニカ、
バルプロ酸 GE、
バレリン GE</td><td>△</td><td>◎</td><td>◎</td><td>◎</td></tr>
<tr><td>エトスクシミド*
（ESM）</td><td>エピレオプチマル、
ザロンチン</td><td></td><td></td><td>◎</td><td></td></tr>
<tr><td>ゾニサミド
（ZNS）</td><td>エクセグラン、
ゾニサミド GE</td><td>○</td><td>○</td><td></td><td></td></tr>
<tr><td>ガバペンチン
（GBP）</td><td>ガバペン</td><td>○
併用</td><td></td><td></td><td></td></tr>
<tr><td>ラコサミド
（LCM）</td><td>ビムパット</td><td>◎</td><td>◎</td><td></td><td></td></tr>
<tr><td>レベチラセタム
（LEV）</td><td>イーケプラ</td><td>◎</td><td>◎</td><td></td><td>◎</td></tr>
<tr><td>ラモトリギン
（LTG）</td><td>ラミクタール、
ラモトリギン GE</td><td>◎</td><td>◎</td><td>○</td><td>◎</td></tr>
<tr><td>ペランパネル
（PER）</td><td>フィコンパ</td><td>○
併用</td><td>◎
併用</td><td>○</td><td>○</td></tr>
<tr><td>トピラマート
（TPM）</td><td>トピナ、
トピラマート GE</td><td>○
併用</td><td>○</td><td></td><td>△</td></tr>
</table>

*成人ではほとんど用いられない。

※GE はジェネリック医薬品です。「併用」は他の薬と併用で用いられます。
※てんかんのタイプごとに、各薬の推奨度を「◎、○、△」の順で示しています。
※この表内の薬以外にも、まれに、抗てんかん作用が期待されて用いられる薬があります。自分が使っている薬についてわからないことや疑問などがあれば、担当医に改めて確認してください。

バルプロ酸

〈製品名：デパケン、セレニカ、バレリン など〉

バルプロ酸は現在、日本で最も使用頻度が高い抗てんかん薬ですが、これは世界の標準とは異なります。

「特発性全般てんかん」の第一選択薬です。初期の副作用は比較的少ないため、開始しやすい薬ではありますが、これまで述べてきたように長期にのみ続ける場合の「気づきにくい」系の副作用があるので、注意が必要です。例えば、食欲増進で肥満になりやすいという問題があります。また服薬量に比例して、胎児の奇形の発生率が高まることが知られているため、妊娠可能な年代の女性の場合は、ほかの薬では効果が不十分なときなどのやむをえない場合に限られるようになってきました。その場合、妊娠する以前からの「葉酸の併用」は必須です。また、ほかの薬との相互作用も比較的強い薬なので、のみ合わせの注意も必要です。

カルバマゼピン

〈製品名：テグレトール など〉

てんかんで最も多い「症候性局在関連てんかん」では、従来カルバマゼピンが第一選択薬でした。

「でした」と過去形にしたのは、77ページで述べたように、新薬の登場で必ずしも最初からは投与されないケースが増えつつあるためです。酵素誘導による長期服用での「気づきにくい」系の副作用（73ページ参照）に注意が必要です。とはいえ、新薬で発作が完全に抑えられない場合には、カルバマゼピンは頼りになる存在です。服薬開始直後は、発疹などアレルギー性の副作用に注意してください。また薬の増量によって、ふらつき、めまいなどが出やすいことも知られています。

レベチラセタム

〈製品名：イーケプラ〉

日本では2010年に承認された、新規抗てんかん薬の代表格です。てんかん治療革命の〝ヒーロー的存在〟とも言える薬であり、現在、急速に普及しています。

「局在関連てんかん」にも「全般てんかん」にも効果を発揮し、初めてのんだその日から、発作が完全に抑えられる患者さんもいるほど、早い効果が期待できます。「すぐ気づく」系のアレルギー性の副作用が極めて少なく、また長期の服用における副作用や、ほかの薬との相互作用が少ないのも強みです。まさに生涯の治療でも安心して使えるので、てんかんならばどんなタイプでも、まずは試してみたい薬と言えます。実際に、日本では新薬のなかでは最も普及が進んでいます。

注意点としては、一部の人にはイライラが増すなどの精神症状が現れることです。少量から開始して、このような症状が出たら減量もしくは中止します。この副作用は、治療が軌道に乗れば、何か月もたってから現れることはほとんどありません。

ラモトリギン

〈製品名：ラミクタール　など〉

2008年に承認された新規抗てんかん薬で、「局在関連てんかん」と「全般てんかん」の両方、すなわちほとんどすべてのてんかんに効果を発揮する可能性がある薬です。服用を始めた初期に「すぐ気づく」系のアレルギー性の副作用は出やすいのですが、処方をする医師のほうがその特性を理解したうえで上手に使っていけるようになることが期待されます。

安全に使用するコツは、とにかく少量から開始し、ゆっくり増量していくことです。治療を始めて3か月たったらもう大丈夫。発作が出なくなる量まで増やしていくべきです。現在、国内で認可されている1日の最大投与量は成人で400㎎ですが、多くの専門家の間では、この量は効果を得るためにはまだ十分ではないという見解が示されています。健康保険の適用外の治療にはなりますが、1日に600㎎を服用することで発作が抑えられる、という場合もありえます。

ほかの薬の影響を受けやすく、その個人差も大きいため、ほかの薬と併用する際には血中濃度の測定が必要です。特にカルバマゼピンなど酵素誘導を起こす薬を併用すると、同じ量をのみ続けていてもラモトリギンの血中濃度が低くなり、逆にバルプロ酸を併用すると血中濃度が高くなります。

さらに妊娠後期（妊娠28週ごろ）になると、この薬の血中濃度は低下します。そのため、妊娠中でラモトリギンを服用している患者さんの場合は、定期的に血中濃度を測定しつつ、多くの場合、出産予定日の3か月前になったら服用量を一時的に1.5～2倍程度に増やしてもらうことが必要です。

ラコサミド

〈製品名：ビムパット〉

２０１６年に承認された新規抗てんかん薬で、「局在関連てんかん」と、「全般てんかん」の強直間代発作に健康保険が適用されます。即効性があること、発作を抑える効果が強いわりに目立った副作用が少ないこと、ほかの薬との相互作用がないことなどから、とても使いやすい薬です。作用機序がカルバマゼピンと似ているものの、目立った副作用がないという利点があるため、今後は、局在関連てんかんにおけるカルバマゼピンに代わる薬として使われていくことが期待されています。

ごく新しい薬のため、２０１８年版のガイドラインでは新たに発症した部分発作、すなわち局在関連てんかんにおける第二選択薬になっていますが、欧米のエキスパート・オピニオン（専門家の意見）では、局在関連てんかんに用いられる薬として、レベチラセタム、ラモトリギンと並んで、ラコサミドも第一選択薬と見なされつつあります。

胎児への影響についてはまだデータが十分には集まっていないため、妊娠可能な年代の女性への処方には注意が必要ですが、これまでのところ、重大な危険性は報告されてはいません。

ペランパネル

〈製品名：フィコンパ〉

日本で作られ、2016年に承認された新しい抗てんかん薬です。これまでの抗てんかん薬とはまったく異なる作用機序を持つのが特徴です。局在関連てんかんの「部分発作」、全般てんかんの「強直間代発作」《きょうちょくかんたい》に使用が認められていますが、さらに多くのタイプに有効性を発揮します。具体的にどのようなタイプに特に有効なのか、現在、専門医によってデータが集められているところです。グリオーマと呼ばれる悪性脳腫瘍の患者さんに起こるてんかん発作に極めてよく効くこと、小児期に発症したてんかんでこれまでどの薬も有効ではなかったような症例に用いたところ、発作が抑えられた事例などが報告されており、現在、とても注目されている薬です。

使い方のコツとしては、ラモトリギンと同様に、とにかく少量から開始すること。また、2～3か月間単位で極めてゆっくりと増量していくことです。発作を抑える効果は、増量してすぐではなく、1～2か月ほど経過してから現れてくる場合もあるからです。また、「イライラする」などの精神症状が現れやすいのは、短期間で増量した場合のようです。ペランパネルは、「1日の量として2㎎からのみ始め、副作用の出にくい4㎎で数か月間、様子を見て、徐々に効果が出てくるのを待つのがよい」という欧米のてんかん治療の専門家の意見もあり、私自身もそのように使っています。副作用が出なければ、さらなる増量も可能です。

この薬も、ラコサミドと同様に、妊娠可能な年代の女性への処方については注意が必要ですが、やはりこれまでのところは、胎児に対する重大な危険性は報告されてはいません。

トピラマート

〈製品名：トピナ など〉

日本では2007年に承認された、新しいタイプの抗てんかん薬の草分け的存在です。主作用の観点からは、さまざまなタイプのてんかんに効果を発揮する優れた薬です。一方、「すぐ気づく」系の副作用はまれですが、「増量すると気づきやすい」系と「気づきにくい」系の副作用に特徴があり、この点については、医師も患者さんも、特に詳しく知っておくことが必要です。

まず「増量すると気づきやすい」系の副作用としては、抑うつ、食欲低下、体重減少、発汗低下などがあります。知っていれば特に見落とすこともない症状ですが、知らないでいると薬によるものだとは考えずに、長期間、見過ごしてしまうことにもなりかねません。服用したすべての人に現れる副作用ではないものの、出現率は低くはないので気をつけてください。

次に「気づきにくい」系の副作用としては、長期にわたって服用することによって尿路結石ができやすいことが挙げられます。この薬を服用していて、原因不明の腎結石で背部痛や血尿が現れる場合には、服用を中止する必要があります。また胎児への影響も起こりやすいので、将来、妊娠可能な年代の女性の場合、この薬を使用するかどうかは慎重に判断する必要があります。

ガバペンチン

〈製品名：ガバペン〉

日本では2006年に承認された、やはり新しいタイプの抗てんかん薬の草分け的存在の一つです。肝臓では代謝されず腎臓で排泄《はいせつ》されます。「ほかの薬剤との相互作用がない」という点がメリットで、使いやすい薬です。薬が排泄されるスピードが速いので、最近の薬には珍しく1日に3回服用（通常は毎食後）が必要で、のみ忘れには注意が必要です。「局在関連てんかん」のみに有効性が認められており、「全般てんかん」に対する適応はありません。どちらかというと発作を抑える力は弱いとされているため、ほかの薬との併用で、補助的に用いられることが多い薬です。

副作用として、重篤なものは極めてまれです。量を増やすと強い眠気が出ることがあるので、少量から徐々に増やしていくとよいでしょう。また、バルプロ酸と同様に、食欲が高まるために体重が増える場合があります。

ゾニサミド

〈製品名：エクセグラン など〉

日本で開発され、１９８９年に承認されて以来用いられている薬です。

主作用の観点からは、さまざまなタイプのてんかんに効果を発揮する優れた薬です。

副作用については、「すぐ気づく」系の副作用として、皮膚や粘膜に発疹が出たり、高熱が出るなどの症状に注意する必要があります。また、「増量すると気づきやすい」系の副作用として、トピラマートと同様に抑うつ、食欲低下、体重減少、発汗低下、さらに味覚異常などの症状が現れることがあります。やはり全員に現れるわけではないものの出現率は低くはないので、これらの副作用が起こりうることを、医師も患者さんもきちんと知っておきましょう。長期にわたって服用することによって尿路結石ができやすいというのも、トピラマートと同様です。

クロナゼパム

〈製品名：ランドセン、リボトリール〉

日本での承認は１９８１年と、比較的長く用いられている薬です。筋弛緩《しかん》作用や抗不安作用も持つベンゾジアゼピン系の薬で、継続的にのみ続けることで依存が起こったり、服用量を急激に減らすことで、全身けいれんなど離脱症状（薬物の急速な消失による症状）が現れたりすることがあります。向精神薬としても用いられる薬なので、必ずこの薬について熟知した医師の指示に従い、決して自己判断で増量したり中止したりしないようにしてください。

「すぐ気づく」系の副作用は少ないので、「けいれん重積《じゅうせき》」（25ページ参照）などの緊急時や、ほかの薬では発疹が出てしまうなどといった場合に、〝リリーフ・ピッチャー〟のように一時的に使われることが多い薬です。

クロバザム

〈製品名：マイスタン〉

前述のクロナゼパムとよく似た薬ですが、てんかん発作を抑える効果が得られ、かつ服用後の眠気は比較的出にくいという点が特徴です。

クロナゼパムと同様、のみ続けることによる依存や、急激な服用量の減少による離脱症状などのリスクがあるので、やはり自己判断による増量や中止などは決して行わず、必ず医師の指示に従ってください。また、「すぐ気づく」系の副作用は少ないので、けいれん重積などの緊急時や、ほかの薬で発疹が出てしまう場合などに、こちらもリリーフ・ピッチャー的に用いることができます。

フェニトイン、およびフェノバルビタール

〈製品名：アレビアチン、ヒダントール〉および
〈製品名：フェノバール、配合剤として一部のヒダントールに含まれる〉

いずれも誕生から100年を超える抗てんかん薬の草分け的存在で、現在でも一定量が処方され続けている薬ですが、「気づきにくい」系の副作用が多いので、できればこれらの薬を用いずに治療できるほうが理想的だと、個人的には考えています。ただ、長く使い続けている薬を変更することにも一定のリスクは伴いますので、薬の変更を希望する場合は、患者さん自身も薬についての基礎的な知識を学んだうえで、担当医と十分に相談して実行しましょう。

「すぐ気づく」系の副作用としては、発疹が出やすいので注意してください。「増量すると気づきやすい」系の副作用としては、注意力・集中力・反射運動能力の低下などが現れることがあります。ふらつきがひどくなって、歩行に支障を来すようなケースもあります。

この薬で最も問題になるのが、「気づきにくい」系の副作用です。長期にわたって服用することによって、歯肉増殖、多毛、小脳の機能障害・萎縮などの症状が現れやすいのです。酵素誘導も強く、ほかの薬との相互作用や、骨粗鬆症、動脈硬化、不妊などのリスクが高くなります。また胎児に影響を及ぼすリスクも高いので、将来、妊娠可能な年代の女性には原則として用いられません。

ぜひ、「最初のステップ」のその先へ

あなたやあなたの家族が服用している薬について、理解することができたでしょうか。現在服用している薬で発作がピタリと抑えられ、特にそのほかの副作用もないのであれば、それは非常にすばらしいことです。あなたにとっては、この本の役割はここで終了、となれば理想的です。

しかし、てんかん治療はなかなか単純には進まないということを忘れないでほしいと思います。私の経験から、どうしても本書で伝えておきたいことは、実は次の〈パート3〉から始まります。

一見すると発作が抑えられ、副作用もなく、医学的に見ればてんかんは「解決済み」という方もいらっしゃるでしょう。ただ、もしそうであったとしても、ぜひ次の章も読んでみてください。あなたが気づいていなかったような問題と、それに対する解決策が見つかるかもしれません。

また、てんかん治療の「最初のステップ」では発作が完全に抑えられなかったり、副作用かもしれない症状で悩んでいる場合にはもちろん、次の章以降の内容がきっと力になると思います。

てんかん治療は長期にわたるものです。ここからの2つの章では、てんかんの治療とはどうあるべきか、てんかんとともに生きていくにはどういう心構えが必要か、といったテーマについて、文字どおり「じっくり」考えていただければと思います。

Part 3

変わる！てんかんの最新治療

②見直しのステップ

「とりあえず」でうまくいかなかったら、「じっくり」見直せばいい

〈パート2〉で見てきたように、てんかんの治療では、「とりあえず」の分類と「とりあえず」の治療開始でも、うまくいく場合が少なくありません。特に、長期の服用による副作用の心配が極めて少なくなった新規抗てんかん薬の登場が、それを可能にしています。

しかし、最初の治療開始から1年程度たった時点でも、まだ発作が抑えられていない場合や、薬の副作用への心配がなくならない場合、あるいは発作以外の面でさまざまな悩みが残っている場合には、現在の治療の是非について「じっくり」考え直す段階だと言えます。患者さんは、「とりあえず」の分類や治療をそのまま受け入れて続けていくのではなく、担当医と話し合いながら、「自分にとってのベストの人生」を目指す継続的な治療への姿勢が大切なのです。

〈はじめに〉で、てんかん治療の理想的なゴールは、「発作ゼロ」「副作用ゼロ」「悩みゼロ」の3つのゼロを達成することだと宣言しました。あなた自身、あるいはあなたの大切な家族は、「発作ゼロ」「副作用ゼロ」「悩みゼロ」が達成されているでしょうか？　それを確かめるためには、「自分の発作とはどのようなものか」「服用している薬の副作用はどのようなものか」「てんかんがある

ことで自分が抱えている悩みは何なのか」の3つを明確にしておく必要があります。そうすることで初めて、担当医ときちんと相談することができ、適切な治療を進めることができるからです。

入院検査を考えるタイミング

てんかんの治療は、一般的には外来診療が中心です。半数以上の患者さんでは、外来診療だけで発作が抑えられて、自分の受けた治療に満足することができるでしょう。しかしそれ以外の患者さんについては外来診療だけでは限界があり、より詳しい検査のための入院が必要になります。

入院して行う検査を検討する、すなわち「発作ゼロ」「副作用ゼロ」「悩みゼロ」が達成できているかどうかを見る目安は、「治療開始から1年」と考えています。1年あれば適切と考えられる薬を2ないし3種類試すことができるはずですから、治療の方向性が順調か否かは、医師だけでなく、患者さんや家族としてもある程度判断できると思うからです。

例えば、1年間の治療で発作が半分ぐらいに減った場合、その治療は成功でしょうか？　ある程度は成功している、とも言えるかもしれませんが、しかしこの場合、もう1年待っても「発作ゼロ」になる確率は低いと思われます。その間にも、人生の時間はどんどん進んでいきます。この状態のままで外来診療を続けていくよりは、ここで一度入院して詳しい検査を受け、診断を根本から見直すぐらいの決断が必要ではないか。私としてはそのようにアドバイスしたいと思います。

入院検査は〝人生を変える！〟

入院して行う検査では、何よりも「長時間ビデオ脳波モニタリング検査」（98ページ参照）を受けることができるのが、最大のメリットです。この検査を受けることによって、てんかん発作のタイプがより正確に診断され、適切な治療に結びつくケースが少なくないのです。またそのほかにも、入院して行う総合的な検査によって、今までは気づかれなかった問題が見つかる場合もありますし、医師だけではなく、看護師や心理士、さらにはソーシャルワーカーなどとの時間をかけた話し合いから、患者さん自身も気づいていなかった悩みが見つかって、その結果、治療全体によい影響がもたらされる事例も少なくないのです。

専門の病院での入院検査を終えた患者さんや家族からは、「もっと早く入院しておけばよかった」という感想をよく耳にします。ですから、「わざわざ入院しなくても外来診療で何とかなるのではないか」と話す患者さんや家族に、私は自信を持って、「入院検査は人生を変えます。入院したら、きっとよかったと思うはずですよ」と説明しています。

担当医に「入院は必要ありません」と言われたら？

あなたが「入院して検査を受けたい」と担当医に相談すると、担当医は「入院の必要は特にありません」と答えることがあるかもしれません。その場合にはいくつかのケースが考えられます。

（A）「発作が減っているため、現在の治療で問題ない」と担当医が考えている場合

このような場合は、「今後の治療の見込みはどうなのか？」と担当医に質問するとよいでしょう。これからどのような薬の調整を行い、いつまでに発作が完全に抑制されそうなのか、具体的に聞いてみてください。あなたにとって満足の得られる説明があれば、そのまま担当医とともに治療を続けていきましょう。しかし、説明された治療の見込みが、あなた自身の今後の生活への希望と一致していない場合には、その心配を正直に伝えて、ほかの専門医への紹介などを相談しましょう。

（B）「手術で改善する可能性がないから、入院検査をする意味がない」と担当医が判断している場合

外来診療の時点では「手術で改善する可能性がない」と判断されていた場合でも、入院して行う検査によって、実際に「手術で改善する可能性がある」と判断されることも少なくありません。また、手術の可能性の検討だけでなく、今後の薬物治療や生活改善をどうしていくべきか、心理社会的な環境整備をどのようにすべきかといったことについても、入院して行う検査によって明らかになることが多いのです。さらに、入院して行う検査の期間を通じて、患者さんや家族が、てんかんについてより詳しく学ぶ機会も得られます。このような場合は、「診断そのものについて、専門施設でのセカンドオピニオンが欲しいのです」と話してみてはいかがでしょうか。

(C)「入院できる施設が遠い」ため、担当医が紹介を検討していない場合

特に地方に住んでいる患者さんにとっては、てんかんの専門医がいる病院や、てんかんの専門施設が自宅から遠いという理由で、初めから受診を諦めてしまう場合があるかもしれません。あなたの担当医も同じ理由で、専門施設への紹介状を書くことをためらっているのかもしれません。

しかし、てんかんがあることによる悩みを解消したいと考えているのでしたら、一度入院して、検査を受けてみてはどうでしょうか。確かに遠方の専門施設へアプローチするのは簡単ではありませんが、それはあくまでも入院検査のときだけのことです。治療方針が決まったら、改めて元の担当医や通院しやすいそのほかの医療機関を紹介してもらい、ふだんの自分の生活圏で治療を続けていくことができます。てんかん治療では、入院して行う検査で治療方針が変わる可能性は大きいのです。一生のうち一度か二度のことと考えて、ぜひ前向きに検討していただければと思います。

入院して行う検査に適した施設

入院して行う検査のいちばんのメリットとして紹介した「長時間ビデオ脳波モニタリング検査」ですが、この検査がどの医療機関で行えるのかについては、残念ながら、患者さんにとってはまだわかりにくい状況です。現時点で、入院して行う検査に適した施設を探す方法としては、日本てんかん学会のホームページの「てんかん外科施行施設*」から探すことをお勧めします。てんかんの外

科手術を実施している施設であれば、通常は、長時間ビデオ脳波モニタリング検査を行える設備や人員をそろえていると考えられるからです。ただし、このリストに載っている施設のすべてで、実際に入院して行う検査が可能というわけではなく、また施設の体制も時に変わることもあります。現在の担当医にも相談して、候補となる施設に問い合わせてもらえば、より安心です。

＊http://square.umin.ac.jp/jes/jes-facilities.html

入院して行う病歴の「じっくり」聴取

さて、ここからは入院して行う検査における、てんかんの「じっくり」治療について説明します。まずは問診、病歴聴取です。私たち専門医が、てんかんと考えられる患者さんを診察する場合、初診であれば通常、約1時間を必要とします。特に、これまでほかの医療機関で受けてきた治療の見直しを検討する際には、小さい発作や「気づきにくい」系の副作用を聞き出す、隠れている悩みを見つけ出すといったことを丁寧に行うために、このくらいの時間をかける必要があるのです。

病院によっては、外来診療で1時間を確保するのは難しいかもしれません。しかし、入院ならば、時間をかけての病歴聴取が行いやすくなります。また医師以外にも、看護師や心理士、ソーシャルワーカーなど多様なスタッフが患者さんの話を聞くことができるので、それまで見つかっていなかった問題を拾い上げることにもつながります。

「じっくり」話を聞いてもらえるというだけでも、入院することには大きな意義があるのです。

入院による「じっくり」の脳波検査

さあ、いよいよ、先ほど〝人生を変える〟と述べた、入院による「長時間ビデオ脳波モニタリング検査」の話です。

長時間ビデオ脳波モニタリング検査では、脳波測定とビデオ撮影を文字どおり連続して行うので、患者さんには頭部に電極を付けたままで、そしてビデオカメラに写され続けた状態で生活してもらいます。夜間の消灯後は、赤外線カメラで撮影を続けます。この検査にかける時間は、患者さんの発作の頻度に大きく影響されます。小児てんかんなどでは発作頻度が高いため、1泊程度の入院でも必要な情報を得ることができますが、成人では発作頻度が低いこともあり、一般に3泊から1週間程度の期間が必要です。発作が出やすいように、服用している抗てんかん薬を半分程度に減らしたり、完全に中止する場合もあります。同じ目的で、睡眠時間を減らしてもらうこともあります。

患者さんや家族には、発作だと思われたときに「発作ボタン」を押してもらいます。別室でモニターを通して観察している医師、看護師、臨床検査技師などが発作に気づく場合もあります。発作に気づいたら、発作症状を記録するだけでなく、意識や運動、言葉などの簡単なテストを行います。

外見的には明らかな発作の申告がなかった患者さんでも、臨床検査技師が脳波記録を丹念にチェックすることによって、脳波にしか見えてこない極めて小さい発作が見つかる場合があります。その上で、録画したビデオを再生しながら、発作の始まる瞬間の小さい症状や、微妙だけれども重要な所見の有無を確認します。

長い間、てんかんと診断されて治療を続けてきた患者さんが入院して検査を受けると、てんかん以外の発作が見つかるケースが3割以上にも及ぶことが数多く報告されています。それで本来必要な治療につなげることが可能になるのですから、まさに〝人生を変える〟検査と言えるのです。

入院による「じっくり」の画像検査

「とりあえず」の画像診断は、緊急性のあるてんかん以外の病気を見つけることが主な目的であると説明しましたが、専門施設で行う「じっくり」の画像検査では、今までの画像検査では正常と考えられていた患者さんでも、てんかん治療の見直しにつながる微細な異常が発見されることが少なくありません。つまり、初期の段階のMRI検査では正常という結果だったとしても、治療を見直す際には、専門施設でより高度なMRI検査を受けることに意味があるのです。

近年、著しい進歩を見せているMRI検査では、顕微鏡でしか見えないとされていた神経細胞の不自然な配列などが、画像上に異常として見つけられるようになり、てんかんの確定診断や、てんかんの外科治療への道を開くことにつながるようになってきています。

入院による「じっくり」の心理検査

てんかん発作以外に患者さんが抱えている問題はたくさんありますが、その多くがこの心理検査によって明らかになるといっても過言ではありません。心理検査には、「神経心理学的検査」と「心理社会的評価」があります。

神経心理学的検査は、知能や記憶の能力を調べる検査で、言語聴覚士などによって行われます。外来でも実施できないことはないのですが、数時間かかる場合もあり、時間的余裕のある入院中に行うほうが理想的です。ＩＱ（知能指数）だけではなく、計算能力や絵の把握能力などを調べて、高次脳機能障害があるかどうかを見つけ出すことに役立ちます。

心理社会的評価は、質問用紙を用いる方法や、心理士と対面で行われる場合などがあります。患者さん本人に実施することに加えて、家族のなかのキーパーソンとなる人にも実施することで、患者さんが抱えている問題を本人の視点と家族の視点から別々に評価することもできます。これによって、本人や家族が気づかずにいた、いわば〝隠れていた〟問題を見つけることにつながります。

入院して行う詳しい検査を実施できる病院であれば、多くの場合、神経心理学的検査を受けることは可能ですが、心理社会的評価については、残念ながらまだごく限られた施設でしか受けられません。けれども、てんかん治療に詳しい専門施設であれば、患者さんや家族の悩みを聞いてくれる環境が整っているはずですから、医療に関すること以外の悩みについても、遠慮せずにスタッフに相談されるとよいでしょう。

コラム ❶

世界に広がる「てんかん症例検討会」

東北大学病院てんかん科では、入院して行う検査が終了した段階で、患者さんについてのデータをすべて集めて討議する「症例検討会」が実施され、治療方針が決められます。

この症例検討会は毎週開催され、院内の脳神経内科医、小児神経科医、脳神経外科医、精神科医、放射線科医などの医師、脳波検査を専門とする臨床検査技師や、看護師、薬剤師、心理士、ソーシャルワーカーなど多くの職種のメンバーが参加します。

一つひとつの検査項目はバラバラでも、全部をつなぎ合わせて考えると、診断の見直しや治療へのヒントが見えてくるのです。また医学的な判断だけでなく、患者さん本人や家族に、どのように病気について学び理解してもらえば、治療をよりよいものにできるのか、あるいは、さまざまな社会の支援制度や施設（「社会資源」と呼びます）の利用法にはどのようなものがあるのか、といったことについても話し合います。そして、この症例検討会に参加することによって、医師はもちろん、多くの関連職種のスタッフの知識が増え、てんかん治療に取り組むモチベーションも高まるという教育的効果もあるのです。

最近では、この症例検討会を、東北大学病院以外の多数の施設とインターネットでつないで〝遠隔会議〟として実施できるようになりました。現在、北は北海道から南は九州までの国内施設に加えて、台湾、インドネシア、アゼルバイジャン、カナダなど海外の専門施設とも同時接続できるようになっています。

何度も繰り返しているように、てんかんの病態は一人ひとりで大きく異なりますし、患者さんが置かれた心理社会的環境もさまざまです。東北大学病院で入院検査を行った患者さんの治療方針について、国内外のほかの専門医のアドバイスを受けることができるのは、本当にありがたいことだと考えています。一方、外部の施設の医師や医療関係者にとっても、ここに参加することは大いに勉強になるということで、好評を博しています。

症例検討会は、もともとは対象となる患者さんの幸せのためにスタートしたものです。しかし、遠隔教育の新しいシステムと考えるなら、世界中のまだ見ぬ多くの患者さんのためにも役立っている、そう考えることもできるでしょう。

手術を考えるとき

〈パート2〉で解説した抗てんかん薬による治療を行い、それを一定の期間続けても発作が抑えられない場合は、やはり手術による治療を検討すべきです。

てんかんの手術には、病気のタイプや一人ひとり異なる病気の特徴などに応じて、さまざまな種類があります。また、ほかの脳神経外科の病気に比べて、手術前の検査の種類が多いことが特徴です。そのため、「入院して即、手術」ということは、てんかんの治療についてはまずありません。ここまでに紹介してきたような多様な検査を「じっくり」行ったうえで、手術を行うかどうかが判断されます。最終的に「手術は行わない」という結論に至るケースもありますが、手術を前提として行われるこれらの精密検査の蓄積は、手術以外の治療にも必ずプラスになります。

手術をするリスクと、手術をしないリスク

「脳の手術は怖い」、多くの人がそう考えることでしょう。「手術で合併症が起こって、重い後遺症が残るのではないか」「脳の一部を切り取られたら、人格が変化してしまうのではないか」といっ

た心配が浮かぶようです。

もちろん、てんかん治療に限らず、すべての外科手術において、「リスク（危険性）がゼロになる」ということは、実際には不可能です。しかし、「手術をしなければよかった」と後悔するような重い合併症が起こるのは、極めてまれなことです。逆に、手術をすれば発作が抑えられたり、改善する可能性がありながら、手術をためらうことがその後の生活により深刻な影響をもたらす、というリスクもあります。これは「手術をしないリスク」と呼ばれ、一般にこちらのほうが、てんかんの手術で合併症が起こるリスクよりも高い場合が多いのです。いくつか具体的な例を紹介しましょう。

（A）乳幼児の重症てんかん

人間以外の動物の赤ちゃんは脳が十分に発達してから生まれるので、生まれてすぐに歩くことができます。ところが人間の場合、脳が十分に発達すると頭が大きくなりすぎて、産道を無事に通過することができません。そのため頭（＝脳）が小さいうちに生まれてくるのです。そして生後3年間程度かけて、脳は大きくなっていきます。

生まれてから3歳までという大切な期間に、てんかん発作が何度も繰り返されると、脳の発達に影響が出てしまいます。体を動かす能力や、考えたり記憶したりする能力が低下してしまい、精神発達の遅滞が進んでしまうのです。ですから、乳幼児の重症てんかんで発作が頻繁に繰り返される場合には、外科治療をなるべく急ぐ必要があります。

乳幼児期における緊急性の高い手術の一つに、「大脳半球離断術」があります。てんかん発作が止まらない場合、原因となっている左右いずれかの大脳半球の血管と脳組織を残して、神経回路を切り離す手術です。「脳を半分取るような手術だなんて」と驚かれるかもしれませんが、手術によってでてんかん発作が止まると、反対側の大脳は正常に発育できます。そして、手術で切り離された大脳半球の機能を、健常な側の大脳半球が代行してくれるようにもなるのです。

(B) 成人の側頭葉てんかん

「側頭葉てんかん」は、てんかんのなかで最も多いタイプです。そして理由は不明ですが、同じ側頭葉てんかんでも、薬物療法で発作が抑えられる場合とそうでない場合があります。

側頭葉てんかんの手術成績は極めて良好で、9割近い患者さんで手術によって発作が抑えられます。一方で、手術による合併症のリスクは極めて低いため、現在のてんかん治療において、側頭葉てんかんに対しては、手術を躊躇《ちゅうちょ》するべきではないという考え方になっています。

さて、薬でも発作が抑えられない側頭葉てんかんにおいて、「手術をしないリスク」はどうでしょうか。発作による事故などのリスクに加えて、大脳が障害されることによって知能や判断力、記憶などに関わる高次脳機能障害が進行するリスクもあります。さらに、精神症状の進行や、発作が残っているために生じる社会生活上の制限などもリスクであると考えるべきでしょう。

とはいえ、こうしたリスクを患者さんや家族だけで判断するのは非常に難しいことでしょう。入院して行う検査を通じて、不安や心配などがあれば、医師でも、そのほかのスタッフにでも率直に相談して、しっかりと納得して判断してもらいたいと思います。

手術前の診断① 「切除するべき部位」を確認する

続いて、手術の実際について説明しましょう。

てんかんの手術についてよく言われているのは、「切除する操作が難しいのではなく、どこを切除すればよいのかの判断が難しい」ということです。つまり、手術のための「設計図」をどう引くかということが最も大切になります。

なぜ設計図を引くのが難しいかというと、てんかんの発生原因となる部位が、画像診断では見えにくいからです。一見正常に見える脳のどこかに原因があるわけですから、見えない敵と戦うようなものなのです。通常、手術を前提とした診断には、少なくとも1～2週間程度の入院が必要とされ、〝ありとあらゆる方法を駆使して〟という言葉がぴったりくるほど、慎重な検査が行われます。

もし、その検査によって切除部位が完全に決められない場合には、2回に分けて手術を行うこともあります。1回目の手術では脳の表面や深部に電極を留置して、てんかん発作がどこから起こるのかを観察します。そして、てんかんの原因だと考えられる部位をより厳密に絞り込んだうえで、2回目の手術でその部位を切除します。

手術前の診断② 「切除してはいけない部位」を確認する

てんかんの手術の設計図を引くうえでは、「切除するべき部位」を確認するだけでなく、「切除してはいけない部位」を確認することも非常に大切です。

大脳の機能は部位ごとに決まっています。例えば、右側の大脳の運動野《や》を切除すると、左半身に（反対に、左側の大脳の運動野を切除すると、右半身に）麻痺《まひ》が残ります。言語をつかさどる言語野《や》と呼ばれる部分を切除すると、言葉を理解できなくなったり、話したり書いたりすることが困難になる障害が現れます。そこで、てんかんの手術を考える場合には、言語などの重要な機能を持つ脳の部位を守りながら、てんかんの原因となる部位だけを切除するための工夫が必要になるのです。

てんかんの原因となる部位が、脳の重要な部位に近接していると考えられる場合、2回に分けて手術を行うことがあります。1回目の手術では脳の表面や深部に電極を留置してから病室に戻り、電極を弱い電流で刺激する検査を行って、脳のどの部位がどのような機能を担っているのかを特定します。そうすることで、2回目の手術では、言語などをつかさどる重要な部位を避けながら、てんかんの原因となる部位を切除することを目指すのです。

なお、手術の前後で、ＩＱ（知能指数）の検査や記憶力の検査など、脳の高次機能の検査を行って比較しますが、手術を行うことによって知能を示す数値がアップしたり、記憶力が改善するようなケースもあります。その理由は完全には解明されていませんが、てんかん発作があることで、正常な脳の機能にブレーキがかかっていて、手術でその原因部位を取り除くことによって、不要なブレーキがかからなくなるため、残った脳が本来の機能を発揮できるようになるのだと推測されています。

「切除術以外」の新たな外科的アプローチ

てんかんを根本的に治療するためには、原因となっている脳の部位を切り取る「切除術」を行うことが必要です。しかし、外科治療にはそれ以外にもさまざまなアプローチがあり、特に近年、次々と新しい治療法が開発されてきています。

切除術以外の手術としては、「離断術」があります。これは、てんかんを引き起こす神経回路の一部を遮断する手術です。先に述べた乳幼児の「大脳半球離断術」や、左右の大脳をつないでいる脳梁《のうりょう》を離断して大脳を左右に分けてしまう「脳梁離断術」などがこれに当たります。

また、ハイテクを用いた外科治療として、「迷走神経刺激術」が開発されています。これは左の頸《けい》動脈に沿って走る「迷走神経」という神経に電極線を巻き付け、ペースメーカーのように左胸部の皮下《ひか》にマッチ箱程度の小さな装置を植え込み、ここから電気で迷走神経を持続的に刺激するのです。原理はまだ完全には解明されていませんが、刺激を開始してから数年で徐々に発作の回数が減っていくケースがあり、切除術が行えないと判断された患者さんに対して試みられるようになってきています。

さらに、「脳の一部に電極を植え込み、発作が起こりそうな瞬間に電流を流すことによって発作を抑えてしまう」という治療法の研究も始まっています。あくまでも研究レベルの治療法ではありますが、医学の進歩は日進月歩です。将来、これらのほかにも、アッと驚くような新しい治療法が開発されるかもしれません。

コラム ②

てんかんの食事療法

抗てんかん薬による治療の効果が得られず、さらに条件が合わずに手術を行えないというケースも、残念ながらあります。そのようなとき、個人差はあるものの、「ケトン食療法」や「修正アトキンス食療法」などの食事療法を検討する余地があります。

ケトン食療法は、小児のてんかんを対象とした食事療法です。ケトン食とは、糖質・炭水化物を少なくして、そのぶん脂質を多くとる食事です。脂質、たんぱく質、糖質・炭水化物の比率を一定になるように毎食計算し、必要に応じて特殊専用ミルクを併用しながら、医師と栄養師の管理の下で行います。食事療法としては極めて厳格です。

さまざまなタイプのてんかんに有効である可能性があると言われていますが、有効性は、「約半数の患者さんで発作頻度が半分以下になる程度」とされています。試してみて有効な場合は数年間継続し、徐々に緩めながら中止します。海外に比べると、日本ではごく限られた施設でのみ続けられているのが現状です。

修正アトキンス食療法は、小児だけでなく、成人でも行える食事療法です。アトキンス食療法はもともと、成人の肥満の治療のためにアメリカで開発されたもので、これをてんかん治療のために調整したものが修正アトキンス食療法です。脂質を多めにとるのはケトン食療法と同じですが、制限を行うのは糖質・炭水化物のみなので、ケトン食療法より取り組みやすい方法です。本来の目的が肥満治療ですから、てんかんと肥満のある患者さんは試してみる価値がありそうです。

Part
4

てんかんと、上手に暮らす

てんかんと向き合って、よりよい自分の人生を

ここまで、てんかんの治療法として、基本となる薬物治療、そして外科治療について詳しく解説してきましたが、これらはいずれも「てんかん発作」に対する治療法でした。

しかし、てんかんには発作以外の症状も少なくありません。発作以外の症状に対する治療法および対処法は、症状や病態に応じて極めて多様で、患者さんの日々の生活にも直結する問題です。ここからは、そのような症状や問題とどのように向き合っていけばよいのかについて、詳しく説明したいと思います。

てんかんでは、「発作以外」のことも大切

本書では、まず初めに、てんかん発作を「ゼロ」にするためには、正しい診断が大切であること、そして長期にわたって使っても副作用の少ない薬を使うのが理想であること、という話を取り上げてきました。さらに、そのような薬物療法を行っても発作が抑えられない場合には、改めて治療を見直して、手術で治療をする方法があることも紹介しました。

ただ、これまでにも述べてきたように、てんかんと向き合っていくうえでは、「発作以外」のことが、非常に大きな問題となります。たとえ治療がうまくいって発作がゼロになったとしても、患者さんにとっては、まださまざまな悩みが隠れていることがあるからです。逆に、発作が完全にはゼロになっていないからといって、ふだんの家庭生活や、学校や仕事などの社会生活を充実したものにしていくことを諦める必要はまったくありません。発作に対する治療を続けながらでも、さまざまな工夫によって、あなた自身の人生を前向きに進めることは可能だからです。

この章では、日々の生活でどのように安全を確保するか、就学や就業をスムーズに進めるためのコツ、自動車の運転など社会のルールに関わることなど、てんかんのある人に関わる実に多様な社会的な事柄について、一つひとつ取り上げていきたいと思います。てんかんの発作・症状も、てんかんがあることによる悩みも、一人ひとりでまったく異なりますが、どなたにも共通して言えることは、てんかんのある・ないにかかわらず、「自分の人生をどのように切り開いていくか」という視点が大切だということです。それでは、一緒に考えていきましょう。

発作があるならば、常に「安全第一」を大切に

てんかんの発作は、いつ・どんなタイミングで始まるのか、予想することができません。ですから、日々の生活を安心して送るためには、万が一、発作が起こったとしても、深刻な事態につながが

らないように、日頃から安全への配慮をしておくことが大切です。

患者さん本人や家族の方だけでなく、てんかんのある人とともに社会生活を営むことになる学校の先生や職場の安全管理者の方から、「てんかん発作に対処する方法を教えてください」という質問や依頼が寄せられることがあります。ただ、何度も述べているように、てんかんは一人ひとりさまざまですから、残念ながら「すべてに共通するてんかん発作への対処方法」というものはありません。

やはり大切なのは、自分のてんかん発作がどのようなものであるのかを、患者さんが自分自身でよく理解しておくことです。自らが自分の発作にいちばん詳しくなっておけば、学校でも職場でも、あるいは災害によって避難をするときなどでも、人生で出合うさまざまな場面で、周囲の人に「自分のてんかん」についての説明をすることが必要なときに、それを自分自身でできるからです。

もちろん、まだ自分でいろいろな物事を判断できない小さなお子さんや、知的障害のある患者さんなど、自分で説明することが難しい場合、代わりに家族の方がその役割を担うこともあるでしょう。ただ、その後の長い人生を考えて、やはり少しずつでも患者さん本人が、自分のてんかんについて説明できるようにしていくことが、非常に大切だと思います。

自分の発作を知るためのポイントは、てんかんの受診の際と同様です。意識をなくしてしまうために自分では確認できないタイプの発作であれば、発作が起こったときの様子を家族などに動画で撮影してもらったり、入院して行う検査の際に記録してもらい、それをあとから確認するようにしましょう。録画記録がなかなかうまくいかないようなときには、担当医から発作のタイプについて詳しく説明してもらうことも検討しましょう。

また、拙著『「てんかん」のことがよくわかる本』（139ページ参照）など、てんかんに関する本を通して、自分の発作に関連した情報をよく知っておくことも役に立ちます。

「落ち着いて、ただのてんかん発作です」

自分のてんかん発作について、あなたの周囲にいる人、社会生活をともに営む人にあらかじめ伝えて、理解してもらっておくことは非常に大切です。

てんかん発作が起こる可能性があることを十分に説明しないで、発作が起こってしまうとどうなるでしょうか。あなたの発作の特徴をきちんと理解してもらえないまま、とにかく「けいれん発作が起こる可能性があるのは、とても危険なこと」という誤ったイメージを持たれてしまい、そのリスクが徹底的に避けられるようになることが考えられます。学校であれば、「体育もダメ」「プールもダメ」「修学旅行もダメ」と、必要以上に制限がかけられてしまうかもしれません。職場では、極めて限られた仕事しか任せられなくなったり、時には仕事を辞めさせられてしまうようなケースも、非常に残念なことにまだ存在しているのです。

繰り返しになりますが、てんかん発作があったとしても、それについて詳しく理解して、事前に十分な配慮をすれば、てんかんのない人と同じように社会生活を送ることは十分に可能です。ただ、それには周囲の人の理解と支援が欠かせません。

全身けいれんが起こったときには、身体的な疲労が伴うので、その日は家族などを呼んでもらい帰宅する、また翌日は病院へ行く、といった配慮をしてもらうことは必要でしょう。しかし、発作が安定的なものであるならば、その後にそれ以上、登校や出勤を制限する必要はないと考えます。まして、全身けいれんよりも小さい発作の場合であれば、発作が終わってから特に変わったことがなければ、通常どおり勉強や仕事を続けていくことは十分可能でしょう。

私の大好きな言葉で、「Keep calm. It's just a seizure.（落ち着いて、ただのてんかん発作です）」という標語があります。「ただのてんかん発作」という表現を「当事者に対して失礼ではないか」と思う方もいるかもしれませんが、実は、てんかんのある患者さんと家族の団体が自ら考えて、社会のてんかんに対する偏見や過剰な反応をなくしていくために広めている言葉なのです。

てんかんにとっての「命の危険」とは？

てんかんは、命に関わる病気と言えるでしょうか？

てんかん発作そのものでは、通常、命を落とすことはありません。たとえ全身けいれんが起こって呼吸が止まっていても、てんかんであればそれはせいぜい数分間です。発作が終わればまた呼吸は再開するので、周囲に居合わせた人も、基本的な安全確保だけをして見守っていればよいというのが、発作が起こった場合の大原則です（23ページ参照）。

では、てんかんそのもので命を落とすことはあるのでしょうか？

一般に、健康だと思われている人でも「原因不明の突然死」が起こることがあります。てんかんのある人の場合、この原因不明の突然死のリスクが、健康な人に比べて高いという報告があります。ただ、詳しい原因はまだわかっておらず、また全体として考えればやはり極めてまれなことなので、突然死の心配よりも、てんかん治療に専念するほうがよいと考えます。

また、「てんかん発作が起こったときの状況によって起こる、命の危険」に配慮することのほうが、はるかに大切です。発作が起こるタイミングによって、屋根の上などでの高所作業における転落や、駅のホームからの転落、車の運転中の交通事故、入浴中や遊泳中の事故、熱湯や高温の油を使った料理中のやけどなど、可能性としてはさまざまなことが考えられます。過去の報告では、入浴中に発作が起こって亡くなるケースが非常に多く見られます。

例えば入浴については、「シャワー浴にして浴槽を使わない」「家に一人でいるときには入浴しない」などの工夫が大切です。てんかん発作が完全には抑えられていない場合は、いついかなるタイミングで発作が起こっても、命に関わる事故につながらないように、日頃から注意して生活することが必要です。そのためにも、やはり自分のてんかん発作について詳しくなっておきましょう。

てんかんと自動車の運転免許

かつては、てんかんと診断されると、自動車の運転免許を取得することができないとされていた時期がありました。２００2年の道路交通法の改正により、現在は、てんかんがあっても定められた基準を満たしていれば、運転免許を取得できるようになっています。

日本で自動車の運転免許を交付しているのは各都道府県の公安委員会です。公安委員会は、「発作により意識障害又は運動障害をもたらす病気であって政令で定めるもの」の運転免許の取得を拒否することができ、その病気の一つが「てんかん」です。ただし、これには例外が定められています。それは「発作が再発するおそれがないもの、発作が再発しても意識障害及び運動障害がもたらされないもの並びに発作が睡眠中に限り再発するものを除く」というものです。それぞれの条件はさらに細かく規定されていますが、一般的には発作が2年以上消失していれば「発作が再発するおそれがないもの」とされて、運転免許の取得を認められる仕組みです。

治療自体は順調に進んでいても、てんかん発作がいったん起こってしまうと、自動車の運転を再開できるまで2年間も待つことになります。これは患者さんにとっては大変につらいルールだと思います。これを諸外国、例えば欧州の主要国のように「1年間程度」に短縮すべきだという意見も出されていますが、一方で、てんかん発作が原因と推測される交通事故がなくなっていないという実情もありますので、実現するにはまだ時間がかかると思われます。

しっかりと治療を続けて、2年後に晴れて運転免許を取得できるようにと願ってやみません。

てんかんと自殺について

これまで、「てんかんのある人における自殺のリスク」は、日本の医学教育において十分に取り上げられてきませんでしたが、極めて重要な問題です。てんかんのある患者さんが自殺に至ってしまう原因としては、大きく2つの理由が考えられます。

第一に「抗てんかん薬の影響」です。以前は「特定の抗てんかん薬が、自殺のリスクを高めるのではないか」という報告が多くなされたこともありました。現在では、「原則的には、すべての抗てんかん薬が、自殺のリスクを高める可能性がある」ことを担当医も患者さんもよく理解しておくべきである、という注意書きが薬の説明書には書かれています。ただし、これは「抗てんかん薬をのむことによって自殺のリスクが極端に増える」ということではありません。むしろ、きちんと薬物治療を行うことによって、発作による事故死のリスクはもちろんのこと、病気に対する悩みなどから自殺につながるリスクも、全体的には減ると考えられます。

もう一つは、「てんかんのある患者さんが経験する心理・精神状態の変化」です。「てんかんのある人では、治療を必要とするような抑うつ・気分障害が、全体の約1/3に認められる」との報告があります。また、向精神薬の処方を含む精神科的治療を必要とする精神症状が現れる場合もあります。こうした広い意味での心理・精神状態の変化は、患者さん個人の内面に由来するものだけでなく、家庭や学校、職場など患者さんが接する社会との関係なども含めて、多数の因子が関係しているので、原因を何か一つに絞ることは困難です。ただ、その結果として自殺のリスクが高くなる、ということは確かにあるのです。

どちらが原因であるにせよ、てんかんがある場合には、「自殺のリスクが高くなる」ということに、十分に配慮することが求められます。自殺のことを考えたことがある（希死念慮《きしねんりょ》）、実際に自殺につながるようなことを実行しかけた（自殺企図《きと》）、といったことがないかどうかを発見するために、担当医と患者さん、またその家族とのコミュニケーションは、ふだんから大変重要です。

自殺の問題からわかるように、てんかんのある人に対する精神科的な配慮や心理社会的なサポートは、本人の訴えが表に出ていない段階でも考慮すべき重要な事項です。てんかんの治療において、心理士が活躍できる体制をもっと整備すべきだと、私は考えています。

てんかんに対する偏見・誤解、「スティグマ」と闘う

非常に悲しいことですが、「てんかんがあると危険だ」「てんかんがあると、普通に社会生活を送ることはできない」という偏見や誤解は、今もなお、社会に広く見られます。

誰かに対して悪いレッテル貼りをすることを「スティグマ」と言います。特定の個人になされる

場合もあれば、ある特徴や病気などネガティブに評価されがちな要素そのもの、あるいはそれを持つ人全体を対象にレッテル貼りがなされる場合もあります。レッテル貼りがなされるかどうかは、文化的な特性や地域的な事情などによるところがあり、世界のなかでもさまざまな幅がありますが、こと「てんかん」という病気に関しては、地域や文化によらず、比較的スティグマを持たれやすい疾患だと言われています。そのいちばんの原因は、やはりてんかんについての正しい理解が進んでおらず、いまだ偏見や誤解が根強いためだと思われます。

例えば、誰かに全身けいれん（強直《きょうちょく》間代《かんたい》発作）が起こったとしましょう。その場に偶然に居合わせた人にとっては、この光景はとても衝撃的で、忘れられない経験となるでしょう。てんかん発作は人類が誕生したころからあったと考えられますから、全身けいれんという経験は何千年、何万年という単位で歴史的に蓄積されてきました。その結果、社会としては、「てんかんとは恐ろしいものだ」という思考が生まれ、周囲に広がっていったと考えられています。

さて、てんかんにおけるスティグマの問題は、社会から患者さんに向けられるものだけではありません。患者さんが、自分自身が持つ病気に対して貼るネガティブなレッテルも、とても大きな問題なのです。てんかんという病気を悲観的に捉え、「どうせ自分は、てんかんだから……」と、患者さんが自分自身を低く評価し、思い詰めてしまうことを「セルフ・スティグマ」と呼びます。社会から受けるスティグマと同様に、このセルフ・スティグマも、患者さんが生き生きと生活することを妨げる大きな要因となります。

セルフ・スティグマは、患者さん自身がてんかんという病気を十分に理解していなかったり、誤解をしていることから生じてしまう場合も少なくありません。そのため、改めて患者さん本人が、てんかんについての正しい知識を持つことが、この心理的な問題を解決する第一歩となります。

しかし、セルフ・スティグマを含めて、てんかんのスティグマの問題は、家族や周囲の人たち、あるいは広く社会全体の関わり方が生み出す心理社会的問題でもあります。

この長い歴史上の誤解をほどいていくためには、まずは患者さん側の視点に立つと、ソーシャルワーカーや心理士などにもっと相談できるような体制が整備されることが理想的ですが、これはまだまだ容易なことではありません。また患者さんと医師をはじめとする医療スタッフの間だけで解決できる問題でもありません。まずは患者さんのいちばん近くにいる家族の方に対しても、てんかんについて正しく理解してもらうための「教育」が行われる必要があり、さらに社会全体の意識を変えていくための啓発活動も進められる必要があります。

コラム ③

てんかんを正しく知ってもらうための「パープルデー」活動

「パープルデー（紫色の日）」とは、カナダで始まり世界中に広がっている「てんかん啓発活動」の名称です。2008年、ノバスコシア州の9歳の少女キャシディー・メーガンさんが、てんかんと診断されたとき、小学校の担任の先生の計らいによって、キャシディーさんのクラスで特別授業が行われました。その授業において、地元のてんかん協会の人が「てんかんのある子どもでも、普通の子どもと何も変わらない」というメッセージを子どもたちに伝えたのです。授業を受けた子どもたちは、てんかんへの偏見を持たずに、キャシディーさんを仲間として受け入れるようになりました。

これに感動したキャシディーさんとその母親が中心になり、カナダてんかん協会の応援も受けて、この2008年からパープルデー活動が始まったのです。ラベンダーの色であるパープルは、欧米では「孤独」を意味する色だそうです。キャシディーさんのクラスの特別授業があった3月26日を記念して、毎年この日には何か紫色のものを身に着けて、「てんかんのある人たちを応援する」「てんかんのある人たちを孤独にしない」というメッセージを発信するというのが、パープルデーのもともとの趣旨でした。

このシンプルなメッセージは、またたく間に世界中に広がりました。日本でも、仙台、東京、名古屋、静岡など各地でイベントが開催されています。「てんかんのある人を応援したい」「てんかんについて一緒に考えてみよう」という気持ちのある方は、ぜひ、インターネットで「パープルデー」を検索してみてください。

コラム
4

「てんかんは精神疾患なのでしょうか？」

この質問には、次の3つの答えが必要となります。

第一の答えは、「てんかんでは合併症として、てんかんそのものの症状とは別に精神症状が出てくる場合がある」というものです。そのようなケースでは専門的な治療が必要で、精神科と連携した診療体制を整えることが必要です。ただし、てんかんのある患者さん全員に、このような精神症状が現れるわけではありません。

第二の答えは、「国の施策において、てんかんは精神疾患に分類されている」というものです。このあとに紹介する医療費の助成、精神障害者保健福祉手帳の交付、障害年金などの社会的サービスを受ける場合には、てんかんでは精神疾患としての診断書が必要になります。

第三の答えは、「精神疾患への差別や偏見には注意すべき」というものです。てんかんを含め、精神疾患に分類される病気にはさまざまな種類のものがありますが、人類の長い歴史において、それらはいずれも〝精神病〟という名のもとにくくられ、そしていわれなき差別や偏見の対象となってきたという痛ましい事実があります。てんかん、そしてそのほかのたくさんの精神疾患に対する、今なお残っている差別や偏見をこれからなくしていくためにも、私たち社会の全員が努力していく必要があります。

コラム 5

てんかんのリハビリテーション

「リハビリテーション」と聞くと、例えば脳卒中などによって手足の麻痺《まひ》などが残った場合に行われる、歩行訓練などの機能回復を日指すための訓練、といったイメージを抱く人が多いのではないでしょうか。実は、リハビリテーションとは、そのような運動機能の訓練にとどまらず、さまざまな慢性疾患や、心の病気あるいは障害において、患者さんや障害のある人がその困難を乗り越えられるように支援するという、より広い意味を持つのです。

てんかんにもリハビリテーションがあります。東北大学病院てんかん科では、2013年からリハビリテーション心理学の専門家が参加し、てんかんのある患者さんが抱える問題に、心理社会的アプローチでの取り組みを行っています。例えば、100ページでも紹介したように、入院での詳しい検査中の患者さん本人に、また時には家族のなかのキーパーソンとなる方に、専門的なアンケートや面接を行ったりすることで、患者さん本人も気づかずにいた心理社会的問題を明らかにすることを目指します。てんかんのある患者さんが抱える悩みは、ともすると「どんな悩みなのか」がはっきりしていない場合が少なくありません。例えば運動機能の障害では、それが目で見て認識できることによって克服のアイデアが浮かぶように、てんかんのある患者さんの悩みも、明らかに認識することができるようになれば、リハビリテーションの具体的な方策が立てられると考えられるのです。

てんかんへのリハビリテーション心理学の応用は、海外でも日本でも、まだ始まったばかりの試みです。東北大学病院てんかん科では、ほかの専門施設との連携をとりつつ、この取り組みの全国への普及を図っていきたいと考えています。

「自立支援医療制度」を知っていますか？

続いて、てんかんがある人の社会生活を支える諸制度について説明しましょう。

てんかんという診断を受けると、誰でも「自立支援医療（精神通院医療）制度」を利用することができます。この制度は入院治療には適用されず、外来診療のみへの支援ですが、保険医療費の自己負担額が通常の3割ではなく1割（沖縄県など地域によっては全額免除）になります。特に、価格の高い新規抗てんかん薬を服用している患者さんにとっては大きなメリットになることでしょう。詳しい検査・治療のためにてんかんの専門施設を受診して、その後に再びかかりつけ医の下で治療を続ける際などにも利用できます。「精神疾患」という分類に違和感を覚える人もいるかもしれませんが、この制度を利用することによって、法的な、あるいはそのほかの制限を受けるようなことはありません。ぜひ安心して利用してください。

なお、申請にあたっては医療機関側でもあらかじめ登録手続きが必要です。しかし、かかりつけ医がこの制度の存在を把握していないために混乱するケースが、ごくまれに見られるようです。患者さんが自らこの制度についてよく知っておいて、制度を適用してもらえるように改めて医師に伝えるようにしてください。てんかんの場合は、精神科以外の医師でも必要な診断書を用意することができます。年1回、医療機関で作成してもらった診断書を、市区町村の窓口に届け出ることによって制度が適用となります。

「精神障害者保健福祉手帳」を活用しましょう

てんかんのある人では、発作のため、あるいは付随する精神症状などによって日常生活に何らかの支障がある場合には、「精神障害者保健福祉手帳」の交付を受けることにより、社会的な生活上あるいは税制上のサービスを受けることができます。日常生活に支障のある発作が残存している場合には、ほとんどの場合、この手帳の交付を受けることが可能です。前項の自立支援医療制度と同じく、多くの患者さんが受けることができるものです。これらの制度に関して、担当医の側から特に詳しい説明や案内がないようであれば、患者さんのほうから遠慮なく質問や確認をすることが大切です。

「小児慢性特定疾病医療費助成制度」と「難病医療費助成制度」

いずれも、特定の病名の診断を受けている患者さんが医療費の助成を受けられる制度です。「小児慢性特定疾病医療費助成制度」では、18歳未満で、小児のてんかんのなかでも「ドラベ症候群（乳児重症ミオクロニーてんかん）」「ウエスト症候群」「レノックス・ガストー症候群」などの疾患が対象となります。ご家庭の所得に応じた上限があるものの、支払う医療費の自己負担分が、通常の健康保険適用の場合の自己負担額3割から、2割となるものです。一方、「難病医療費助成制度」については年齢制限がありません。こちらでも、てんかんのなかでさらに特定の診断名がある場合は、制度を利用することができます。

これらの制度の対象となるような疾患がある場合には、てんかんの専門医を受診していることが多いと思いますので、専門医や病院のソーシャルワーカーなどに相談し、実際に制度を利用できるかどうかを確認してもらうようにしましょう。

「障害年金」についてもぜひ確認を

病気やけがによる障害で、日常生活・経済活動に困難が生じている場合には、障害の程度に応じた年金が支給されます。てんかんの場合も、薬による治療や手術を受けても発作の抑制が見込めない場合などでは受給の対象になります。てんかんと診断された日から1年6か月以上経過し、初診日の時点で公的年金に加入していて、それ以前の一定期間に年金を納付している20歳以上65歳未満の患者さんが対象となります。

障害年金を申請する場合の医師の診断書は、記入項目が大変多いのが特徴です。ですから、実際のところ、医師にとってもやや手間のかかる手続きではあるのですが、患者さんは遠慮することなく、申請を依頼しましょう。さまざまな治療を試みても発作が抑えられない場合や、発作以外の症状で悩んでいる場合には、障害年金を受け取れる可能性が高いと考えられます。

「思春期」について考えておくこと

小児科から成人科への「移行（トランジション）」とは？

ここでは、てんかん治療における小児科から成人科（小児科以外の科）への「移行（トランジション）」について考えます。

医学的には通常、18歳以下を「小児」と定義しています。てんかんなどの慢性疾患では、小児期から治療を始めた患者さんが、成人になってからも、そのまま小児科で治療を続けている場合が少なくありません。日本では、てんかんに詳しい小児神経科医が多いのに比べて、成人のてんかん治療を得意とする医師が少ないことや、最初の治療を担当していた小児神経科医が「小さいときから診てきた患者さんだから」とそのまま治療を続ける、などの理由で、小児科から成人科への移行の率が少ないという実情があります。

小児科医による成人治療が絶対によくないというわけではないのですが、思春期を迎えた患者さんに起こる特有の問題についてきちんと認識しておく必要があります。また、「てんかん治療は患者さんの〝人生そのもの〟を考えることこそが重要」という私のモットーを伝える意味でも、トランジションに関して、最後に独立した節を設けることにしました。

主役である患者さんが「蚊帳の外」？

小児科の診察室では、多くの場合、患者さんの保護者と医師だけが話をしてしまい、患者である子ども自身が「蚊帳の外」に置かれてしまいがちです。

例えば、患者である子ども自身は学校に行くことが優先され、通院には親だけが行くというケースがあります。そして、子どもの受診について「春休みか夏休みに、脳波検査と採血をするので病院に行きましょう」といった言葉が、担当医と親との間で交わされがちなのです。

しかし、本来、患者さん本人に行われるべき生活指導や服薬指導が、保護者を経由してなされてしまうと、本人に正しく伝わらない可能性があります。特に思春期を迎えると、子どもは親から独立しようという気持ちが強くなります。すると、保護者が医師から聞いた情報を正しく伝えようとしても、親の言うことに反発する時期の子どもにとっては、かえって逆効果になってしまう場合もありえます。また、思春期以降に訪れる、妊娠や出産、性といった人生における大事な問題についての説明は、本人と向き合わない限り、きちんとした説明をすることはできません。私の経験のなかで、患者である子どもが中学生になっても、自分がてんかんという病気であることも、それがどんなタイプのものであるのかも、本人にはまったく知らされないまま、ただ薬だけをのむように、担当医や保護者が指導していたというケースもありました。これには非常に大きな問題があります。

てんかん発作を過剰に心配してしまうと

また、小児科の診察室では、成人のてんかん治療に比べて、「てんかん発作を減らす」ことへの対応が過度に重視されてしまう傾向があります。

外科治療のところでも述べましたが、乳幼児期の場合、てんかんの発作が多いと精神発達の遅滞が進む危険性が高いので、「何としても発作を抑えたい」という治療目的を設定するのは当然のことです。しかし思春期を過ぎるころになると、発作が脳機能に与える影響よりも、患者である子ども自身が抱えている「発作以外の問題」に視点を移す必要が出てくるのです。

発作をしっかり抑えられることは、確かに理想です。しかし、患者である子どもに詳細な発作日誌をつけるようなことをあまりに強いると、本人はそのことを面倒に感じてしまい、結果的に発作の記録をつけなくなってしまう、つまり自分の発作を理解できなくなってしまうようなことも起こりえます。また、小児期では体重変化に合わせて微妙な薬剤調整を行うため、シロップや細粒での処方が一般的ですが、これを思春期以降も続けると、いざ本人が自分で服薬の管理を始めたときに、やはり面倒に感じてしまって、のみ忘れなどにつながることが少なくないのです。

小児科治療はビジネスクラス?

小児科医は、その多くが自分の専門領域以外でも幅広い治療を行えるという特徴があります。そのため、てんかんを専門とする小児神経科医であっても、通常の小児科治療としては、てんかん以外にもあらゆる病気の相談に応じてしまう傾向があるように思われます。

例えば、てんかん治療を受けている子どもであれば、肺炎が起こったとしても、呼吸器内科には相談せずに、いつもの小児神経科医を受診して対応してもらうようなこともありえます。このような「よろず相談」的な治療は、成人てんかんを診る診療科ではあまり行われませんので、小児科から移行してきた患者さんや家族の方からは時々、「小児科の先生のほうが優しくてよかった」と言われてしまうこともあるほどです。

この問題は、日本だけではなく諸外国でも指摘されています。私の友人の脳神経内科医は、「小児科は(飛行機の)ビジネスクラス、成人科はエコノミークラスだ」と語っていましたし、「小児科医はアンブレラ(=患者さんを守る傘)になりすぎる」といった言葉も聞かれます。

ビジネスクラス医療が必ずしもよくないとは言いませんが、それが成人科へのトランジションが遅れる原因になることは問題だ、と私は考えています。

思春期を迎えたら考えておくこと

小児期にてんかんを発症した患者さんで治療が成功し、知的障害も残らず、発作も完全に抑えられるようになったとします。そのような理想的なケースでも、成人になってからの生活においてさまざまな問題にぶつかることがあります。学校を途中でやめてしまう、仕事を頻繁に替えることになって結果的に経済的困窮に陥る、社会との関係で孤立してしまう、女性では望まない妊娠を繰り返す……このような問題が起きてしまうことが、現実には決して少なくないのです。

てんかんという病気のある・ないにかかわらず、すべての子どもは将来、親に頼らず自分の力でこの世の中を生きていくことになります。子どもの患者さんをやみくもに小児科から成人科に移せばよいというわけではありませんが、思春期を迎えた患者さんが、さまざまな面で「大人としての教育・指導」を受けられるような体制を整えていく必要があるのです。

世界的に見ても先進的な試みではありますが、思春期を迎えたてんかんのある患者さんのために「トランジション・クリニック」を実施している施設が、海外ではすでに存在しています。そこでは、医師も保護者も立ち入り禁止。12歳になった患者さんをリラックスできる環境に集めて、専門の看護師や心理士が服薬指導や生活指導を行い、てんかんがあっても自立して生きていけるための「大人の流儀」を徐々に学ばせるのだそうです。

小児科から成人科に移っていく場合、患者さん本人も家族の方も、不安を感じることは多いでしょう。そのようなときは、小児科と成人科で並行して診てもらう「併診」を取り入れることが有効です。医師側としては「成人科の先生に診てもらうことが心配だったら、また小児科に来てもいいですよ」と伝えておきますが、私の経験では、大抵の場合、小児科と成人科との往復が初めに1～2回あったとしても、そのうちに「小児科でなくても大丈夫」と本人や家族が感じるようになり、スムーズに成人科へのトランジションが行われるようです。

てんかんのある子どもにとって、中学生から高校生までの期間は、小児科から成人科への、陸上の短距離リレーにおける「バトンタッチ・ゾーン」のようなものなのです。

精神発達の遅滞がある場合のトランジション

ただし、乳幼児期に発症した難治性てんかんで、中等度以上の精神発達の遅滞がある場合、トランジションは決して簡単ではありません。こうした場合、てんかん発作への対応を考えつつも、発作以外の問題を重視していくのが将来に向けて大切だと私は考えます。

最初に、将来にわたり現在の発作が続くと「仮定」して、さまざまな社会の支援制度や施設（社会資源）をどう使っていくかを考えましょう。患者さんが小児期なら、親も若く元気ですが、いずれは親の高齢化の問題が生じます。てんかんの発作が抑えられない、あるいは精神発達の遅滞があるという状況では、「子どもが不憫《ふびん》だ」という親の気持ちは痛いほど理解できます。しかし、いずれ親は子の面倒を見ることができなくなります。10年後、20年後のことを考えて、社会資源を利用する練習をなるべく早く開始されてはいかがでしょうか。平日・日中の通所施設や、休日・夜間でも利用できる施設がないかどうか、病院の医療相談窓口や役所の相談窓口に問い合わせてみるのも一案です。グループホームの利用なども将来的には考えることになると思います。

決まった薬をのみ続けるだけで発作が安定しているなら、脳・神経系の専門医やてんかんの専門医による診察は1年に1回程度でよいかもしれません。その間の定期的な診療と処方は、通院に便利なかかりつけ医を見つけるほうが現実的です。「てんかんに詳しい小児神経科医でなければならない」というこだわりは、ここで考え直していきましょう。「てんかん発作を何としても抑える」から、「日々の生活を重視する」への発想の転換は、将来の生活に向けて非常に大切なことです。

おわりに

てんかん治療には未来がある

明るい未来に向けて

本書を手に取って読まれた方は、自分自身あるいは親しい人がてんかんと診断されているという場合が多いと思います。てんかんという病気は多様で、起こる発作も、病気を通じて感じる悩みもそれぞれ異なりますし、治療が順調に進む人もいれば、うまくいかずに困難を感じている人もいるでしょう。

しかし、本書のなかで繰り返し述べたように、てんかんに対する不安にただ悩んでいても、その問題は解決しません。まずは自分自身の、あるいは親しい人のてんかんがどのようなものであるのかをよく知り、自分のなかにてんかんへの誤解があれば、それをしっかり解いたうえで、次の作戦を考えてほしいと思います。

本書をきっかけに、たった一度しかないすばらしい人生を、ぜひ今まで以上に前向きに歩んでいっていただきたいと願っています。そのために、私たち、てんかんに関わる医療者や研究者も、日々、努力を続けていきます。てんかんのある人が、「自分のてんかん」を克服して幸せになる姿を見ることこそが、私たちの生き甲斐《がい》なのです。

参考資料

もっと詳しく知りたい方へ

以下の2冊は私が手がけた本で、どちらも、医療の専門家ではない一般の方が読んでもわかりやすい内容となっています。

(1) 中里信和(監修):『「てんかん」のことがよくわかる本』(講談社〈健康ライブラリーイラスト版〉、2015年)

家庭医学書を得意とするライターが、患者さんの視点に立ってわかりやすく執筆したイラスト入り入門書。ライターの取材を受けたとき、私は「てんかんへの不安を取り除き、前向きに生きていけるよう、徹底的に明るい姿勢で書いてください」とお願いしました。そしてその願いが予想以上にかなえられた出来栄えになりました。あなたが今、てんかんについて「不安でたまらない」という緊急事態なら、きっとこの本が役立つはずです。

(2) 中里信和『ねころんで読めるてんかん診療：発作ゼロ・副作用ゼロ・不安ゼロ！』(メディカ出版、2016年)

てんかんを専門とはしていない脳神経外科医を対象に、平易な言葉で綴《つづ》られた医師用の入門書。表紙に「患者には先に読まれたくない」という一言を入れたためか、一般の方にも多く読まれ、発売1か月目に某有名ネット書店の医学書部門で、第2位にランキングされました。

医師に対しては「自分の診療を過信せず、困ったら誰かにすぐ相談を」と語り、一方、患者さんには「自分のてんかんについて、誰よりも詳しくあれ」と語っています。担当医の気持ちになって読むと、面白いでしょう。

次の2冊も、てんかん治療の経験が豊富な医師による本で、一般の方にもわかりやすい内容です。

(3) 榎日出夫『てんかん診療　はじめの一歩――シンプル処方のすすめ』(中外医学社、2016年)

小児科医である著者が、小児てんかんの専門医を目指す若手医師のために書いた本ですが、内容は成人てんかん治療にも共通しています。また、医師以外の一般の方にもわかりやすい内容です。

何よりも私が気に入っているのが、著者の説く「シンプル処方」のコンセプトです。多数の新しい抗てんかん薬が登場した今だからこそ、その長所を生かして、古い薬を整理していこうというメッセージは、これからのてんかん治療では欠かせないものです。

(4) 榎日出夫『初めてのけいれん さあどうするか』 (中外医学社、2017年)

私の本でも「けいれん＝てんかん」という考え方は誤りである、ということを何度か繰り返しました。本書では、小児が初めてけいれんを起こしたときに、医師がどのようなステップで診察をすればよいのかが、わかりやすく書かれています。

「もっと詳しく専門的な知識を学びたい」「てんかんの特定の領域について深く学びたい」という方には、日本語で執筆された医学専門書として以下の2冊を推薦します。

(5) 日本てんかん学会(編)『てんかん専門医ガイドブック——てんかんにかかわる医師のための基本知識』 (診断と治療社、2014年)

(6) 兼本浩祐、丸栄一、小国弘量、池田昭夫、川合謙介(編)『臨床てんかん学』 (医学書院、2015年)

最後に紹介するのは、医学界としての公式文書ともいえる『てんかん診療ガイドライン』です。初版は2010年ですが、2018年に改訂版が出ました。ガイドライン作成のルールとして「治療の実績がある程度積まれないと、掲載できない」という制限があります。ですから、専門医はガイドラインを参考にしつつ、新しい情報も取り入れながら実際の診療を行っています。自分の治療がガイドラインの内容と異なると感じた場合には、遠慮なく担当医に質問するとよいでしょう。

（7）日本神経学会（監修）、「てんかん診療ガイドライン」作成委員会（編）『てんかん診療ガイドライン　2018』
（医学書院、2018年）

あとがき

執筆を終えるにあたり、これまで私が接してきたすべての患者さんに、心から感謝の気持ちを述べたいと思います。医師にとって、患者さん以上の教科書はありません。私は当初一人の医師として、目の前の患者さんの人生を考えることにひたすら専念してきましたが、大学病院に勤務するようになってからは、まだ見ぬ患者さんや、将来も私が会うことはない患者さんのことにまでも、思いを巡らすようになりました。

東北大学病院で一緒に働くスタッフにも、改めて、御礼を申し上げます。多様なてんかんに取り組むためには、人材も多様であるべきだと、日々実感しています。

最後に、本書の執筆中の私のスランプの時期を含めて、最後の完成までご指導いただいたＮＨＫ出版の小林潤さんにも、心から感謝申し上げたいと思います。

２０１８年10月　著者

中里信和（なかさと・のぶかず）

1984年東北大学医学部卒業。東北大学大学院医学系研究科てんかん学分野教授、東北大学病院てんかん科科長、東北大学病院てんかんセンター長。専門はてんかん学・臨床神経生理学。資格は、日本てんかん学会専門医指導医、日本臨床神経生理学会専門医・指導医（脳波部門）、日本脳神経外科学会専門医など。著書に『「てんかん」のことがよくわかる本』（講談社）、『ねころんで読めるてんかん診療：発作ゼロ・副作用ゼロ・不安ゼロ！』（メディカ出版）など。

NHK出版 病気がわかる本

変わる！ あなたのてんかん治療

2018年11月20日　第1刷発行
2023年 8 月25日　第3刷発行

著　者　中里信和

発行者　松本浩司
発行所　NHK出版
〒150-0042　東京都渋谷区宇田川町10-3
TEL　0570-009-321（問い合わせ）　0570-000-321（注文）
ホームページ　https://www.nhk-book.co.jp
印刷　亨有堂印刷所・近代美術
製本　ブックアート

Printed in Japan
ISBN978-4-14-011350-9　C2047